JN057355

咀嚼(そしゃく)の本3

噛むことの大切さを再認識しよう

特定非営利活動法人 日本咀嚼学会 編

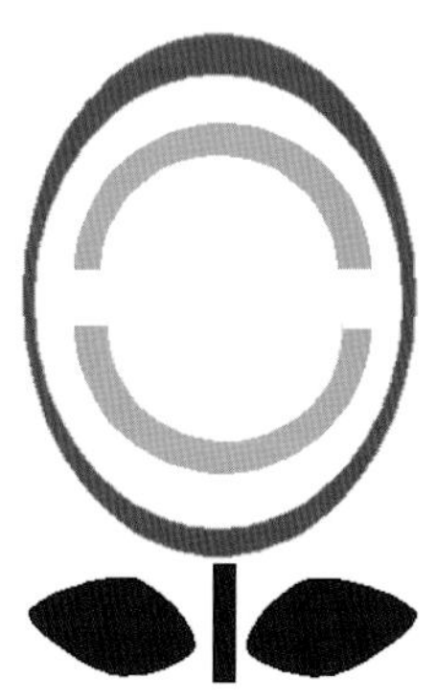

一般財団法人 口腔保健協会

発刊にあたって

特定非営利活動法人 日本咀嚼学会は、広く一般市民を対象として、咀嚼システムと全身機能との関連を明らかにし、健康科学の発展を目指す国内外の関連機関と連携しながら、学際的学術交流を深め、国民の保健、医療、福祉の向上に貢献することを目的としています。会員数は約 1,000 名で、歯科医師・歯科衛生士、管理栄養士・栄養士、言語聴覚士、医師・看護師、調理師、その他（介護福祉士、理学療法士、保育士、薬剤師に加え食品学の専門家や食品メーカーの研究員など）で構成されております。

歯科医学、栄養学、食品学などの専門家を交えて、咀嚼の意義や咀嚼が健康にどのように関係しているかについて講究し、国民に伝えていくことを本学会の使命とし、学術大会における市民フォーラムや咀嚼と健康ファミリーフォーラムの開催、健康咀嚼指導士の育成、食育と咀嚼の大切さの WEB セミナーの開催などを行っております。また、「噛んで食べることの大切さ」（咀嚼の本）、「ライフステージから考える咀嚼・栄養・健康」（咀嚼の本２）を一般財団法人 口腔保健協会から発行してまいりましたが、内容がやや専門的であり、一般の読者にはわかりにくいとのご指摘がありました。

そこで、学術委員会（新井映子委員長）において、『咀嚼の本』と『咀嚼の本２』の見直しを行い、これまでの執筆者と学術委員会委員を中心に一般の読者にわかりやすい内容に改変する作業を行いました。また、学術委員会委員で担当を決め、各章の最初にその章の概要をわかりやすく記載するようにしました。

『咀嚼の本３』は、「咀嚼はなぜ重要なのか」、「ひとはどのように食べているのか」、「ひとのライフステージと咀嚼」、「咀嚼の効能とは」、「咀嚼と食べ物」、「咀嚼と食育」の６つの章からなります。どこから読んでいただいてもかまいません。咀嚼（食べる、噛む）に関する多くの情報を盛り込ませていただきましたので、咀嚼についての知識を深め、よく噛んでおいしく味わって楽しく生活していただきたいと願っております。

2022 年 12 月

特定非営利活動法人 日本咀嚼学会
理事長　志賀　博

目　次

第4章 -1　咀嚼の効能とは ～体との関係～

第4章 -2　咀嚼の効能とは ～生涯を通しておいしく食べるには～

第5章　咀嚼と食べ物

第6章　咀嚼と食育

第1章

咀嚼はなぜ重要なのか

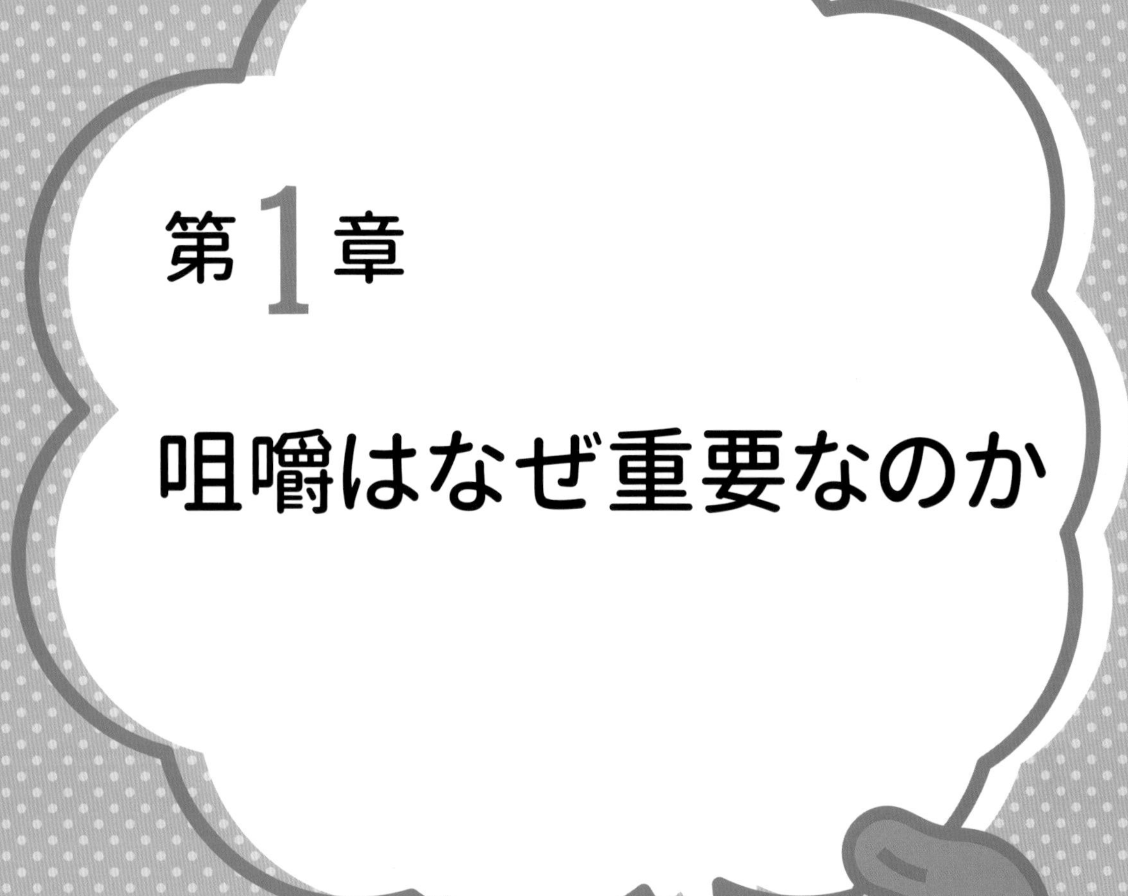

第1章

普段何気なく食べている食事も、噛むこと（咀嚼）を意識することでいろいろな効用が得られます。本章では咀嚼に関連する各分野から、咀嚼の重要性を解説します。

かつての日本では、食事の時にお母さんやお祖母さん（またはお父さんやお祖父さん）が子どもたちに対して、「ご飯は30回噛んで食べなさい」と言い聞かせることがよくありました。これは、食事の摂り方として、食べ物だけが大切なのではなく、咀嚼のような食べ方も同じように大切であることを伝承するためのものでした。しかし、食品加工技術が進化してやわらかい食べ物が増えた現代では、残念ながら咀嚼の重要性が忘れられるようになってしまいました。

図1に、各年代の食事を完食するまでに必要な咀嚼回数と食事時間を示します[1)]。弥生時代には、火の利用や調理技術が未発達のため、干した肉・魚・果実、木の実など非常に硬い物を食べざるを得ませんでした。そのため、1食分を完食するまでに4,000回近くの咀嚼が必要で、食事時間も約1時間でした。時代が変わるにつれて咀嚼回数と食事時間は減少しますが、江戸時代と第二次世界大戦前とでは、ほとんど違いはありませんでした。ところが、大戦後に日本人の食生活の欧風化が急速に進んだ結果、現代では食事を完食するまでに要する時間は10分間程度となり、咀嚼回数は620回で足りるようになりました。これらのことから、現代の食べ物はかつての日本人が食べていた物よりも大変やわらかく、咀嚼を意識しなくても食べることができることがわかります。

一方、人の発達・成長期に咀嚼器官に「適度な」負荷をかけてよく噛むことは、咀嚼を含む口腔機能の発達を促します。口腔機能とは「食べる機能」「話す機能」「呼吸を助ける機能」「表情を作る機能」であり、身体の成長発育に合わせて発達し、栄養摂取だけでは

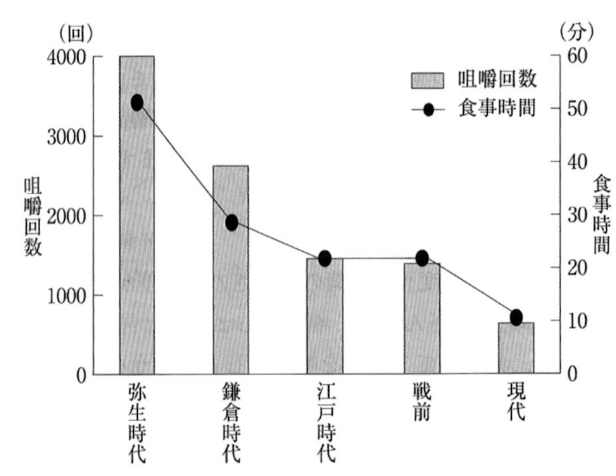

（斉藤　滋，柳沢幸江：料理別咀嚼回数ガイド．風人社，東京，1991．より改変）

図1　各年代の食事を完食するのに要する咀嚼回数および咀嚼時間の変遷

なくコミュニケーションにも関係することから、人間形成においても重要な役割があります。

図2に示すように、中でも咀嚼機能は身体の他の機能と同様に小児期に発達し、成人期には維持され、高齢期には徐々に低下がみられます[2)]。現代の日本は超高齢社会であるため、高齢期に咀嚼機能の低下が起こると、よく噛めないことから低栄養に陥り、フレイル（加齢や疾患で身体的・精神的なさまざまな機能が徐々に衰えた状態）に繋がることや、誤嚥（食べ物や唾液が誤って気道に入ること）の危険性が高くなることが知られています。成人期以降でも、よく噛むことで咀嚼や口腔機能の衰えを予防することができるため、咀嚼を意識することは健康長寿にとっても重要となります。

そこで第1章では、食べるにために必要な咀嚼の役割と重要性を、栄養学、食品学、口腔生理学および歯科医学の各分野から説明します。

（新井映子）

文献

1）斉藤　滋，柳沢幸江：料理別咀嚼回数ガイド，風人社，1991.

2）金子芳洋：摂食・嚥下リハビリテーションセミナー／講義録Ⅱ，医学情報社，2002.

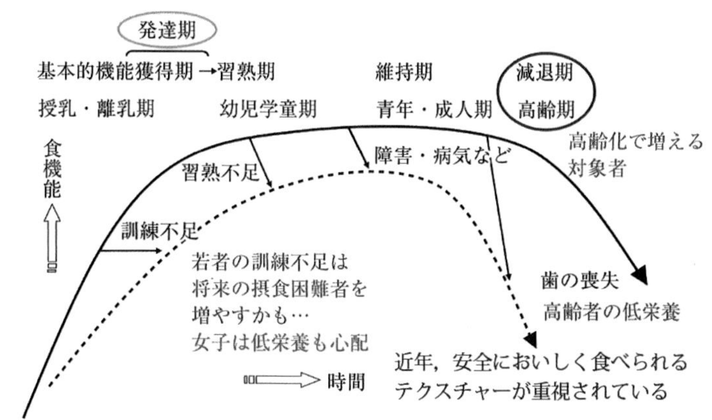

（金子芳洋：摂食・嚥下リハビリテーションセミナー／講義録Ⅱ，医学情報社，東京，2002. より改変）

図2　ライフステージにおける咀嚼機能の変化と障害の発生

1　栄養学からみた咀嚼の重要性

生き物には、太陽の光を自分のエネルギーに変えることができる植物と、生き物を体に取り入れて、自分の生きるエネルギーにする動物とがいます。人間（ホモサピエンス）は動物であり、しかも食物連鎖の最上位に位置する生き物です。

私たち人間は、動物、植物、微生物あるいは、それらに由来した食べ物を食べていますが、他の生き物に含まれているたんぱく質やデンプンなどは、そのままの形では利用できません。まずは、自分で利用できる状態まで消化（分解）してからそれらを吸収し、エネルギーに変えたり、自分の組織（筋肉・骨・脂肪など）を作り上げています。それらの営みが、消化・吸収・代謝という一連の栄養活動です。そしてこの営みの第一歩が、口の中での咀嚼です。

図１に示すように、体内での消化は頭相・胃相・腸相に分けられます。口の中では、摂取した食べ物を歯や舌などによる咀嚼で粉砕（機械的消化）し、唾液との混和で食塊を形成し嚥下します。唾液にはα-アミラーゼが含まれ、デンプンの一部を化学的消化によってオリゴ糖に分解します。唾液には脂質の分解酵素であるリパーゼも微量に含まれます。この時点での消化液の分泌を「頭相」と呼びますが、食物の味や歯ざわりなどの口腔内での食物刺激や、食べ物を見た時の視覚刺激に影響され、快い刺激でないと十分に作用しません。頭相での消化液分泌は、胃相や腸相の分泌に比べると多くありませんが、体内での食物消化を円滑にスタートさせるために重要な役割を果たしています。

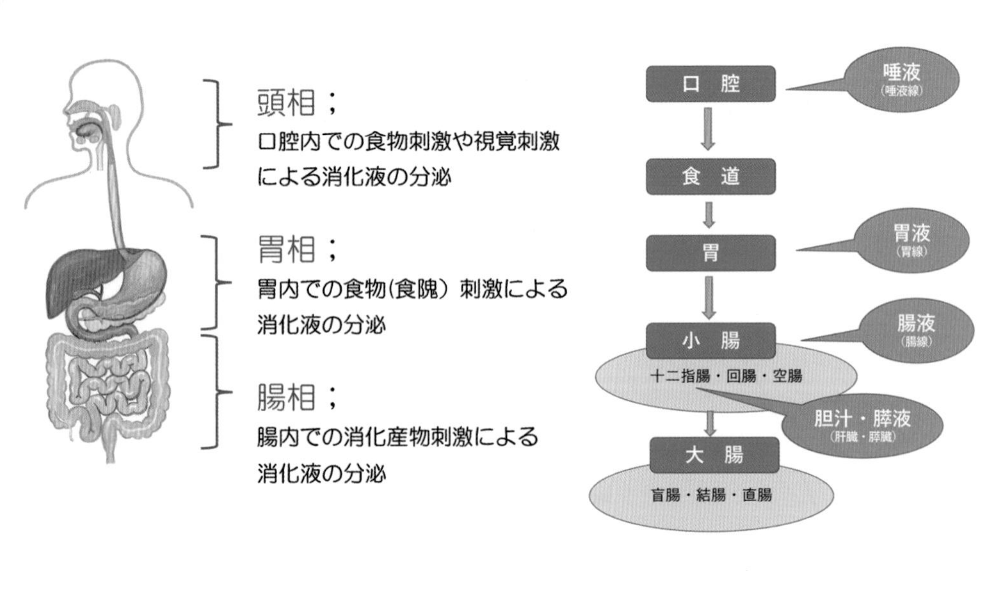

図１　消化における消化液の作用と咀嚼の役割

図2はイヌに3通りの食べ方をさせて、食後の体温上昇を比べた研究です。①と②の食べ方のように、食物を咀嚼して味わって食べれば、食後すぐの体温上昇が見られます。しかし同じ食物でも、③のように味わうことを省略して、食べ物を胃内に直接注入してしまうと、食後の急激な体温上昇が起こりません。食後の体温上昇は、よく噛んで味わいながら食べることで消化活動が活発になり、さらに食後の満腹感を促していることを示しています。これらのことから、食物は胃に入れさえすれば消化・吸収されるのではなく、食べる時に、口の中で咀嚼して味わい、心地よいおいしさを感じることで、その後の消化・吸収がより円滑に行われることがわかります。

口は食べ物を取り込むための単なる「入り口」ではなく、咀嚼することで食べ物のおいしさ・快さを感じて、体内に入ってくる栄養素の消化を促す場所です。そして、体にとって危険である場合が多い不快なものを取り込まないため、体にとっての最初の「門」の役割を担っています。

（柳沢幸江）

参考文献

1）Leblanc J: Role of palatability on meal induced thermogenesis in human subjects, Am J Physiol, 248: 333-336, 1985.

2）東京大学生命科学教科書編集委員会編：現代生命科学，羊土社，2016.

3）中村丁次：楽しくわかる栄養学，羊土社，2020.

4）石田裕美，柳沢幸江編：食事・食べ物の基本，医歯薬出版，2021.

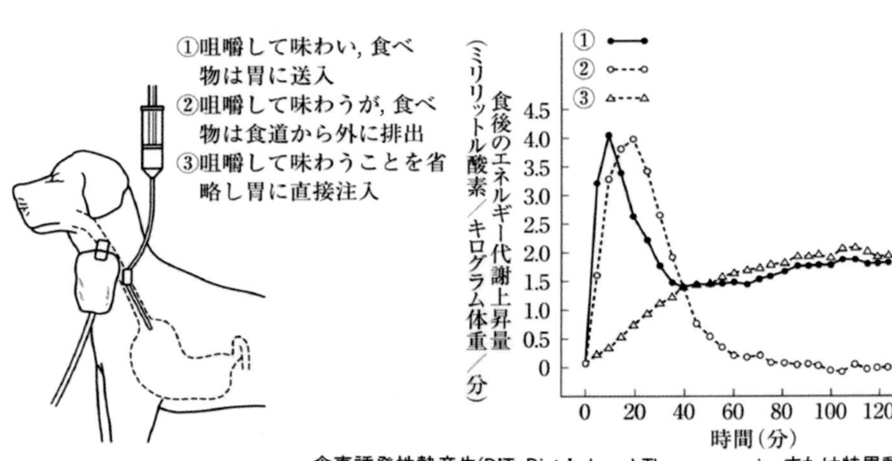

（Leblanc J:Am J Physiol, 248:333-336, 1985. より）

図2　食物の摂取方法と食後の体温上昇（食事誘発性熱産生反応）[1]

2 食品学からみた咀嚼の重要性

1 咀嚼によって感じる食べ物のおいしさ

私たちが食べ物のおいしさを評価する時に基準としているのは、視覚、嗅覚、味覚、触覚、聴覚および皮膚感覚など、感覚受容器を刺激する食べ物固有の性質です。図1のりんごを例にとると、目で見る赤い色や光沢などの外観（視覚）、鼻で感じるフルーティーな香り（嗅覚）、舌で感じる甘さや酸っぱさなど（味覚）、噛み砕く時に感じるしゃりしゃりとした歯ざわり（テクスチャーと呼ばれる・触覚）、音として感じるさくさくという咀嚼音（聴覚）、皮膚で感じる冷たさなどの温度（皮膚感覚）です。これらのほかに、好き嫌いなどの食嗜好、空腹感などの生理状態、喜怒哀楽などの心理状態、雰囲気などの食事環境もおいしさに影響します。このように、食べ物のおいしさは様々な因子から成り立っていますが、中でもテクスチャー、外観、皮膚感覚などの物理的因子と、味や香りなどの化学的因子の影響は大きいといわれています。

松本らは、16 種類の食べ物についておいしさに占める物理的因子と化学的因子の割合を調査し（図 2）、化学的因子が 50％を超えるものはオレンジジュース、清酒、なすのぬかみそ漬けの 3 品にすぎず、他のものは物理的因子の割合が高いため、食べ物のおいしさに対する物理的因子の貢献度は大きいと述べています。

また、物理的因子のなかでも、特に重要なのがテクスチャーです。テクスチャーとは、おもに食べ物を咀嚼した際に口腔内の皮膚や筋肉で感じられる刺激です。ご飯の適度な硬さや粘り、スパゲティのアルデンテ、こんにゃくの弾力などは咀嚼することではじめて感じることができるテクスチャー由来のおいしさです。 すなわち、よく噛むことは、おいしさを十分に感じ取るための大切なプロセスです。

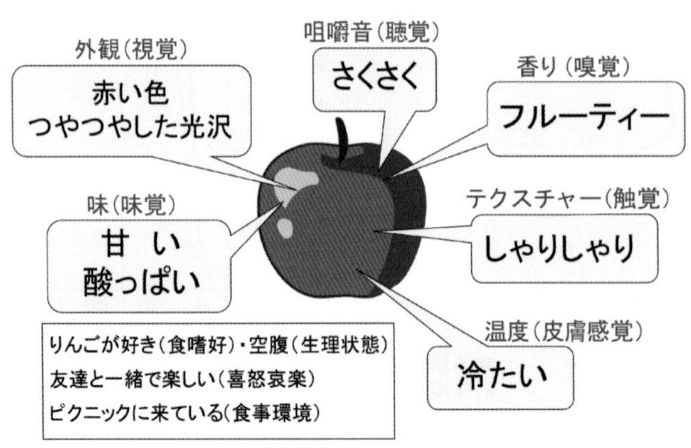

図1　りんごのおいしさに関わる食べ物の性質とその他の要因

2　食品のテクスチャーと咀嚼しやすさ

食品の中には硬すぎて噛めないものや、繊維が太くて噛み切れないものがあります。食べ物を食べる人の咀嚼能力に合った状態にするため、私たちは食品のテクスチャーを調理操作によって変化させることができます。

大根や玉ねぎなどを生で食べるとき、繊維に沿ってせん切りにすると歯ごたえのある食感となります。反対に、やわらかくしたいときには繊維に直角に切るようにすると、繊維が短くなって噛み砕きやすくなります。食品をフードプロセッサーなどで粉砕し、粉状や粒状、ペースト状にすると、乳幼児や咀嚼機能が低下したお年寄りにも食べやすくなります。加熱操作は、穀類やいも類のデンプンが糊化したり、野菜の繊維や肉類のコラーゲンが分解したりすることで、食品がやわらかくなります。一方、肉や魚のタンパク質は熱変性して、硬さが増す場合もあります。脂肪は溶けて、舌ざわりが滑らかになります。すなわち、食品の特性を知ってそれに適した調理法を選ぶことで、食べる人の咀嚼機能に応じた食べ物を提供することが可能になります。

（新井映子）

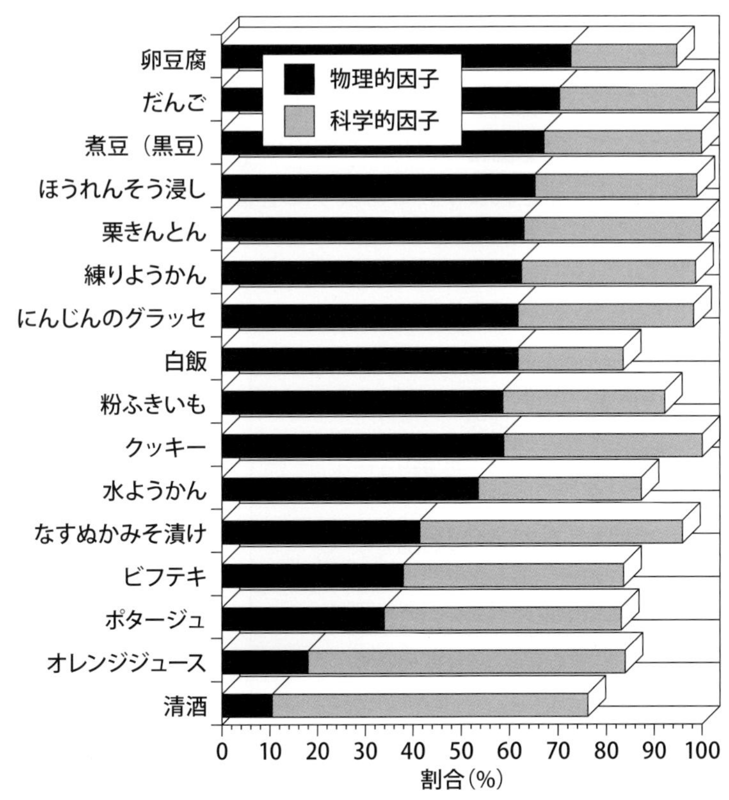

（松本仲子，松元文子：食べ物の味－その評価に関わる要因－，調理科学，10:97，1977. をもとに作成）

図 2　食べ物のおいしさに占める物理的因子と化学的因子の割合

3 口腔生理学からみた咀嚼の重要性

1 咀嚼と消化

私たちが成長したり生命を維持していくためには、食物を食べて栄養素を体の中に取り込まなければなりません。しかし、食物の中に含まれる炭水化物、たんぱく質、脂質などの栄養素は、そのままでは分子量が大きいため消化管から取り込んで利用することができません。これらの栄養素は、消化によって分子量の小さい物質（ブドウ糖などの単糖類、アミノ酸、ジペプチド、脂肪酸やモノグリセリド）にまで分解されて初めて消化管から吸収され、体の中の組織や細胞が利用できるようになります。咀嚼はこの消化による栄養素の分解に非常に重要な役割をします（図）。

咀嚼によって、食物が噛み砕かれ、すりつぶされると、食物の表面積が増えます。これによって、食物が胃や小腸に送られる際に消化液が作用する面積が増えるので、消化の効率が上がります。また、野菜や果物など植物の細胞壁はセルロースでできていて、ヒトの消化液はこれを分解できません。しかし、咀嚼することで細胞壁を壊せば、中の栄養物の消化が可能となります。また、大きな食物も噛み砕くことで大きさが小さくなり嚥下が容易になります。しかし食物が単に小さくなってバラバラな状態では、うまく飲み込むことができません。咀嚼中に大量に分泌される唾液と混ざり合うことでひとかたまりの食塊となり、喉の粘膜とのすべりもよくなって嚥下しやすくなります。また唾液にはデンプンを分解するアミラーゼが含まれていて、炭水化物の消化も咀嚼中に始まります。さらに、咀嚼を行うと唾液や胃液、膵液の分泌が促されます。このように咀嚼は、食物から効率よく栄養素を取り出すのに役立ちます。

1. 消化効率の増大
   - 食物の表面積の増大
   - 唾液アミラーゼによる消化
   - 胃液、膵液の分泌促進
2. 口腔感覚による食物の選別
   - 味覚・嗅覚による腐敗物、毒物の忌避
   - 硬すぎるもの、鋭利なものの忌避
3. 顎の骨や噛む筋肉の発育の促進
4. 脳への作用
   - 脳の活性化、ストレス緩和
   - 食事の満足感

図　咀嚼の役割

私たちは生きていくために、常に食物を食べ続けて栄養素を体の中に取り込む必要があります。2022年の日本人の平均寿命は、男性82歳、女性88歳です。1日3回食事するとして、80年間では87,600回も食事をすることになります。これだけ多いと、誤って毒物や腐敗物を食べてしまうことがあるかもしれません。食物を口に入れて数回噛むと、中に含まれる化学物質が唾液に溶け出して味覚が生じます。また揮発性の化学物質が口の中に広がり、さらに喉の奥を通って鼻腔（鼻の内部の空間）にまで届いて嗅覚を起こします。咀嚼中に生じる嗅覚は、あまり意識にのぼりませんが、食物の味と合わさって食物の“風味”を作る重要な要素です。食物の“風味”は、過去の食経験や本能と照らし合わされて食べ物かどうかを判断します。もし、腐ったような匂いや味がすると、口から吐き出します。変な味や匂いのする物は無理やり飲み込もうとしても、喉を通りません。また、硬すぎて噛み砕けそうにないものや尖ったものが食物に含まれていると、これを感じ取って食べないようにします。このように咀嚼は、食べてはいけないものを区別し、危険を避けることにも役立ちます。さらに、発育期に十分噛んで咀嚼することで、口や顎の適切な発育を促します。

2 咀嚼と脳

咀嚼は、特に意識しなくても、呼吸や歩行のように自動的に行われます。このとき、舌、頬、口唇が下顎とタイミングを合わせて動き、食物を上下の歯の間に挟んで噛み砕きすりつぶしますが、舌や頬を噛むことはありません。つまり咀嚼は、舌、頬、口唇、下顎の運動を脳が巧みにコントロールする極めて複雑な運動です。

一方、咀嚼を行うことで脳が活性化される可能性もあります（図）。咀嚼を行うときは、大脳皮質（感覚・運動野、補足運動野、運動前野、前頭前野、島）、視床、線条体などいろいろな脳の部位が働いています。咀嚼をすることで注意機能や記憶能力が向上するという報告もあり、さらにネズミなどの齧歯類をやわらかい餌で育てると、記憶や学習に関わる脳の部位で神経細胞が新たに作られる数が少なくなります。また、咀嚼には気分を改善したり、ストレスを和らげる効果もあるとされています。

また、食物を食べた時の咀嚼回数を増やすと、満腹感を起こす生理活性物質が増えて少ない食物の量で満腹感が得られることも報告されています。よく噛んで食べることが食欲をコントロールし、食べすぎによる肥満を防ぐ可能性があります。

食物を咀嚼し味わうことは、生きていく上で非常に大きな楽しみです。高齢者になってもしっかり咀嚼ができることが、心身ともに健康に暮らす上で極めて大切です。

（井上富雄）

4 歯科医学からみた咀嚼の重要性

ヒトはおなかが減ると食物を口から取り入れ、噛み砕いて唾液と混ぜ合わせ、食塊を形成して嚥下（飲み込み）し、各消化管で消化・吸収することにより栄養とします。この食物を噛み砕いて唾液と混ぜ合わせ、嚥下できる食塊を形成・移送する「咀嚼（噛む）」の器官として歯と顎筋、および舌筋があります（図 1）。ヒトは食物を咀嚼している間に味を感じます。一般に甘味、塩味、うま味は食物をおいしく感じさせます。一方、酸味は腐敗物、苦味は毒物として感じさせますが、酢の物やコーヒーなど経験によりおいしく感じるようにもなります（図 2）。これらの味によって食欲が刺激されたり、唾液の分泌が促進されたり、また味わうことにより、脳の活性化も生じます。摂取した食物は消化管で消化吸収されますが、食物摂取にあたり、食物が持つ様々な特性を感知し、脳へフィードバックすることにより、安全でかつ味わって咀嚼できます。

幼児期前半から、乳臼歯の萌出により噛みつぶすことができるようになり、後半では、第二乳臼歯が噛み合ってくるため、すりつぶしができるようになります（図 3）。幼児期後半では、噛みごたえのある食品をメニューに加え、よく噛む習慣をつけさせることが必要です。よく噛む習慣をつけさせることにより、早食い、丸のみ、食べ過ぎなどが防止されます。学童期にはよく噛む習慣を継続するため、ゆっくりよく噛んで食べられるように、給食時間や家族での食事時間を確保することも必要です。

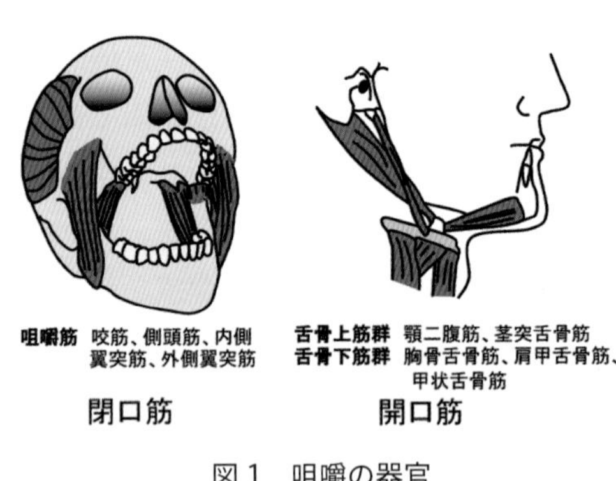

図 1　咀嚼の器官

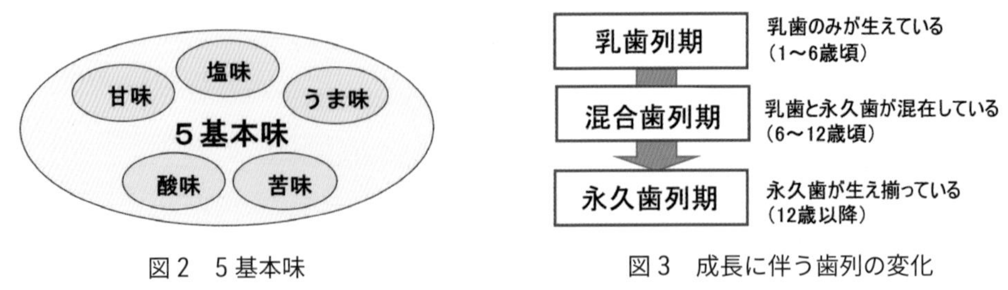

図 2　5 基本味

図 3　成長に伴う歯列の変化

食物をよく噛んでおいしく食べるためには、噛む（咀嚼）能力が高いことが求められます。この噛む能力に歯が大きく関わっており、歯の喪失により噛む能力が低下することが知られています（図 4）。噛む能力を維持するためには、歯を失わないことが重要ですが、一般に加齢とともに後方の歯から失っていきます。歯を失った場合、入れ歯（義歯）による歯科治療（ブリッジ、部分義歯、総義歯、インプラント義歯など）で対応できます。国民健康栄養調査の結果、歯が 20 本以上あると何でも噛んで食べることができる割合が高いことが報告されていますが、興味深いのは歯が 0 本の場合です。歯が 0 本ですので、総義歯を使用している可能性が高いと考えられます。歯を全て失っても、約半数の人は何でも食べられることを示しています（図 5）。これはすなわち、歯科治療の効果や必要性を示しているともいえます。良好な治療を受けた場合、噛む能力が大きく改善することもわかってきておりますが、そうでない場合、噛む能力の改善が不十分だったり、残存している歯をさらに失うこともあります。加齢に伴い筋力が低下しますが、歯を喪失しても噛む力が低下し、口腔機能（噛む機能）が低下します。しかしながら、良好な義歯を装着することにより、噛む力が増大し、口腔機能が改善します。ただし、歯（義歯）があればよいわけではなく、噛めるように咬合（噛み合わせ）が調整されていることが必要です。歯があっても、歯を失っても、噛み合わせを調整することにより、うまく噛めて食べられるようになります（図 6）。

（志賀　博）

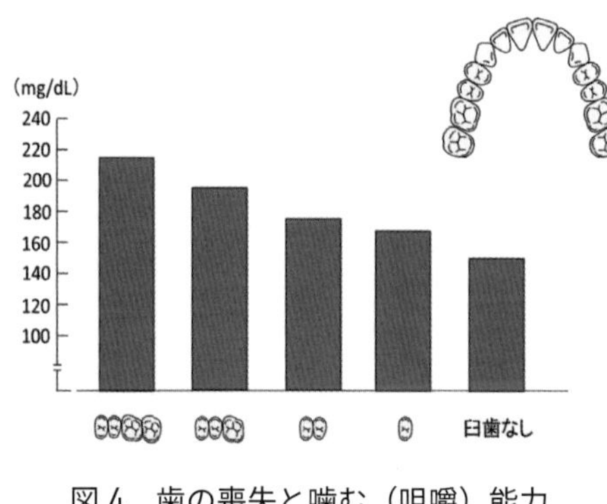

図 4　歯の喪失と噛む（咀嚼）能力

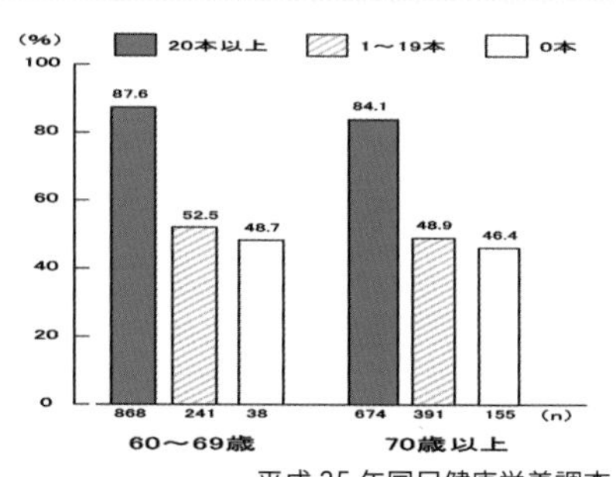

平成 25 年国民健康栄養調査

図 5　年齢別にみた歯の本数と何でも噛んで食べることができる人の割合

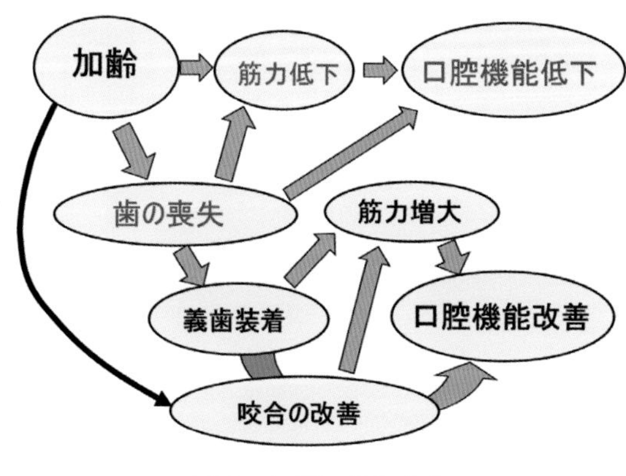

図 6　加齢に伴う変化

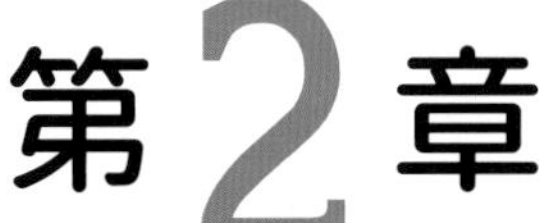

ひとはどのように食べているのか

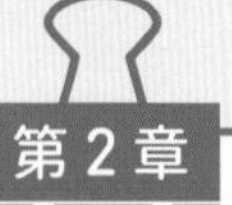

皆さんはどのように食物を摂取しているのかについて考えたことがあるでしょうか。食べることは生活の中でもあまりにも無意識に行われています。たとえば、食事の際に新聞を読みながら口からこぼさずに食べ続けられるのはどうしてでしょうか。本章ではひとはどのように食べているのかについて解説します。

ひとは、出生後は母乳を飲む機能（哺乳）がすでに備わっていますが、離乳後は固形物を取り込むために咀嚼機能を獲得していきます。そしてさまざまな食経験を通して、咀嚼に必要な口腔関連の筋肉を発達させ、エネルギー・栄養素などを自ら摂取して生命を維持していかなければなりません。また、食物摂取の際は、ただ食物を口に入れて噛む行為を行うのではなく、咀嚼時の視覚、嗅覚、味覚、聴覚、触覚などの口腔感覚、食環境の記憶や食経験を想起しつつ、身体的にも精神的にも必要不可欠な行動であることを認識した上で行うことが大切です。

1 食欲のメカニズムって?

どうして「食べたい」、「食べたくない」という欲求が生まれるのでしょうか。食物を選択するときは、色や形などの見た目（視覚）、食物の香りや腐敗臭（嗅覚）、甘味や塩味など（味覚）、咀嚼音（聴覚）、硬さや弾力性など（触覚）に基づいて判断されますが、血液中の物質（グルコース、遊離脂肪酸、インスリン、レプチン、グレリンなど）と脳の視床下部の働きとが深く関係していることがわかっています。視床下部には満腹中枢と摂食中枢があり食欲を制御しています。また、セロトニンやオキシトシンといった抗不安作用のあるホルモンが放出されると、食欲が抑制されることもわかっています（Q1、Q2 参照）。

2 咀嚼による満足感とは?

口腔内に取り込まれた食物は、まず舌の上に載せられます。上あごの歯肉部分で食品の硬さを判別した後、食品の物性に合わせて噛む力をコントロールし咀嚼が開始されます。食物は舌と頬とによって臼歯部の咬合面に載せられ粉砕されます。この食品の持つ食感、咀嚼音、風味、味などさまざまな感覚は大脳皮質で“おいしさ”として認知され、咀嚼による満足感は“報酬系”としての機能を果たします。一方、咀嚼の進行に伴い、唾液と混和されて食塊が形成されると安全に嚥下しやすい状態となり、嚥下による“満腹感”は“消化器系”（エネルギー恒常性）としての機能を果たします。このように咀嚼には 2 つの機能としての目的があります（Q3、Q4、Q9 参照）。

3 どうして他のことをしながらでも咀嚼ができるの?

口唇を閉じる働きを持つ口輪筋は、咀嚼時の下あごの開閉口運動に一致してリズミカルな活動をするため、咀嚼時に食べこぼしをすることはほとんどありません。また、脳幹パターンジェネレータが働くため、食べ物を噛むために口が動きはじめると嚥下するまでの動作が自動的に行われます。新聞を読みながらでも食事ができるのは、咀嚼運動を調節している脳（脳幹）と新聞を読むための脳（大脳皮質）の部位が異なるためと考えられています。“おいしさ”を感じるには、大脳皮質が働くことが必要であるため、気になるニュースに集中してしまうのはわかりますが、咀嚼の“報酬系”としての機能も忘れずに食べてほしいものです（Q5、Q6 参照）。

4　咀嚼における唾液の役割は？

食事の際は、一口 30 回噛むことやよく噛んでゆっくり食べることが推奨されています。この一口にいれる食物の量（一口量）を少なくすることは、よく噛むことにつながります。よく噛むと唾液腺が刺激されて唾液が分泌されます。咀嚼の過程において食塊形成や嚥下などを円滑に進める上で唾液は必要不可欠です。ところが高齢になると噛む力や飲み込む力の機能が弱まります。また、パーキンソン病や脳血管障害などで、より深刻な口腔機能の低下が生じると生命の維持に大きく影響を与えます。そのため、“消化器系”の機能を落とさないためにも、専門の医師や歯科医師などの指導のもとリハビリを行い、しっかり噛んでゆっくり食べる状態を保つことが大切になります（Q7、Q8、Q10 参照）。

本章をご一読いただいたあとは、ひとはどのように食べているのかを思い出しながら食事をされてみてはいかがでしょうか（図）。

（川西克弥）

咀嚼による満足感

咀嚼では、“おいしさ”による“報酬系”と“満腹感”による“消化器系”の2つの満足感が得られます。

咀嚼と口腔感覚

咀嚼では、色や形などの見た目（視覚）、食物の香りや腐敗臭など（嗅覚）、甘味や塩味など（味覚）、咀嚼音など（聴覚）、硬さや弾力性など（触覚）の口腔感覚が関係しています。

食欲のメカニズム

食欲には、視床下部の満腹中枢や摂食中枢が関与します。

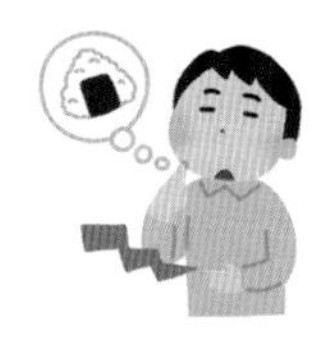

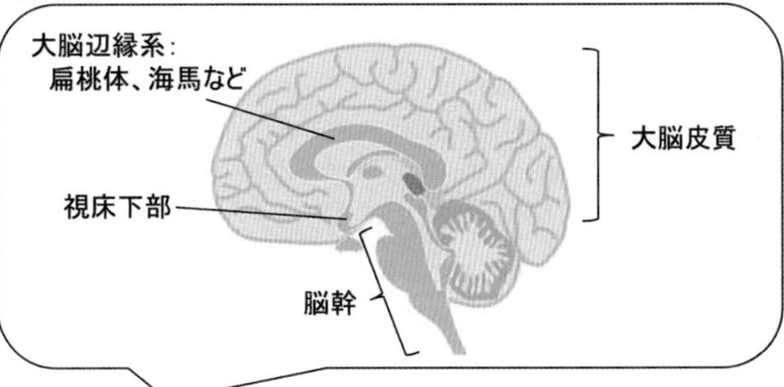

咀嚼や嚥下にかかわる筋肉

咀嚼筋、頬筋、口輪筋、舌筋、舌骨上筋群、舌骨下筋群などが協調することによって、咀嚼や嚥下が円滑に行えます。

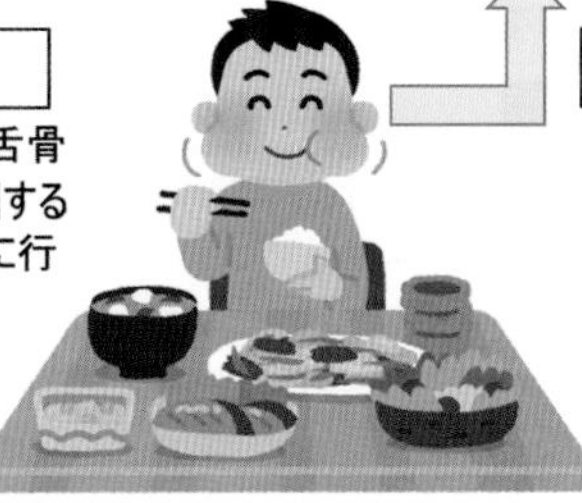

咀嚼による唾液の役割

食事の際は、一口量を調整してよく噛んでゆっくり食べることで、唾液が促され嚥下や消化を助けます。

図　ひとはどのように食べているのでしょう？

Q1 食欲はどうして起こるのですか？

A **身体の状態が空腹であるか、あるいは満腹であるかは、血液を介した情報から脳で決定しています。この空腹状態と食べ物に関する情報（想起、視覚、嗅覚、社会性など）が合わさると、「食べたい」という欲求が起こります。**

解説 食欲は本能行動に対する本能的欲求のひとつであり、脳で発生します。なかでも視床下部には、満腹中枢と摂食中枢がみつけられており、動物の満腹中枢を破壊すると食べ続けて肥満になり、摂食中枢を破壊すると食べなくなりやせ細ってしまうことがわかっています。視床下部には血液中に流れている物質のセンサーがあります。まず、食事を摂ると、炭水化物が分解されて吸収され、グルコースの血中濃度（血糖値）が上昇し、視床下部の満腹中枢を刺激して、摂食行動を抑制する方向に働きます。エネルギーを十分摂取したことによる摂食抑制と考えられます。血糖値の上昇に伴うインスリン濃度の上昇でも摂食行動を抑制します（図）。一方で、食後時間が経過して血糖値が低下するとエネルギー源として脂肪が分解された血中遊離脂肪酸濃度が上昇し、これが摂食中枢を刺激して、摂食行動を促進させます。このようなエネルギーの体内モニターに加えて、本能以外の要因である食物の認知や好き嫌い、社会的に認められている食事時間などが合わさって食べたいという欲求に繋がります。

（増田裕次）

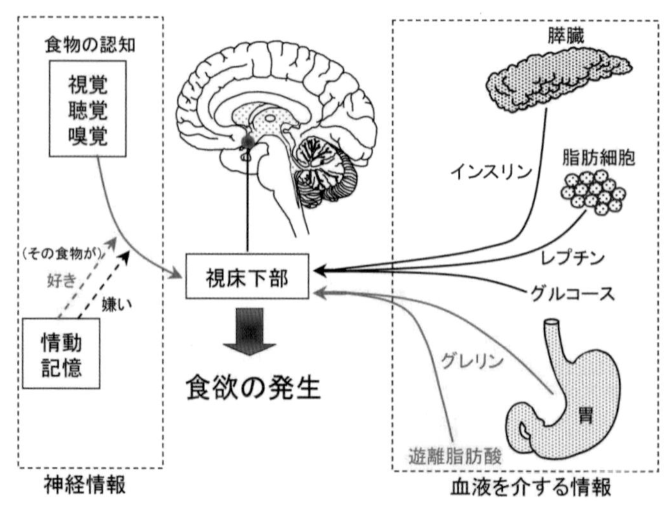

図　視床下部に働きかけて食欲を制御するさまざまな情報
赤線は食欲を促進、黒線は抑制

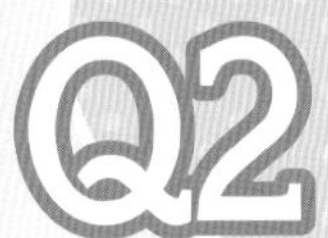

どうすれば食欲を制御できるのですか？

A　食欲は本能行動であり、制御するのは困難です。しかし、食欲を調節するホルモンがいくつか知られています。規則正しい生活で適切な運動や睡眠などをとることが、適切な食欲をもたらしてくれます（Q1図参照）。

解説

食後に血糖値が上昇すると脂肪細胞が刺激されてレプチンが分泌されます。このレプチンが満腹中枢を刺激し、満腹を感じます。脂肪細胞が増えてくるとレプチンの分泌量が増えて、それ以上太らないように摂食行動を抑えてくれます。しかし、レプチンが過剰に分泌するとレプチンを受けるレプチン受容体が正常に機能しなくなってしまい、レプチンが正常に働かなくなってしまいます。肥満の人は、このことが原因となり、食欲の制御ができず、さらなる食べ過ぎを招いている場合が多いようです。

胃が空になると分泌されるグレリンは食欲を高め、レプチンの分泌を抑えます。運動もグレリンの分泌を促します。適度なグレリンの分泌によりレプチンの過剰分泌を抑えるので、適度な運動と空腹により、グレリンが分泌し、食後にレプチンが分泌するというサイクルを作ることが食欲の制御にはよいことだと思います。

脳内で抗不安作用のあるセロトニンやオキシトシンが増えると食欲が抑制されます。幸せをもたらすというこれらのホルモン分泌も食欲に関わっていることは興味深いです。

（増田裕次）

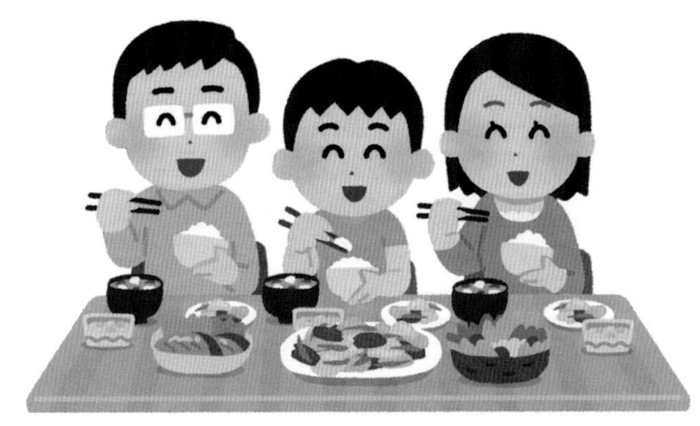

Q3 咀嚼は歯のみで行われるのですか？

A 摂取した食品の粉砕は歯で行いますが、安全に飲み込める食塊を形成していくには、舌や頬の協力、また十分な唾液分泌量が重要です。特に舌の働きは必須です。

解説 口腔に取り入れられた食品は直接歯に運ばれるのではなく、いったん舌上に載せられます。すると舌はその食品を上顎前歯の後ろの歯肉に軽く押し当てて、食品の硬さを判別します。歯による粉砕が必要でないプリンなどのやわらかい食品では、舌はその食品を上あごに押し付けながら（口蓋圧迫）嚥下へと移行していきます。一方、歯による粉砕が必要な食品では、舌はひねりを加えて食品を臼歯部の咬合面へ運び、そこで歯による粉砕が行われます。このとき舌は頬と協力して食片を咬合面に保持します。また、舌は粉砕された食片と唾液との混和を行い次第に食塊が形成されていきます。やがて食塊は、舌後方の前後運動によって舌根の後下方（喉頭蓋谷）に運ばれ、そこで一定量が溜まると反射によって嚥下が誘発されます。このように舌は咀嚼過程全般にわたって重要な役割を果たしています（図）。したがって舌が麻痺すると咀嚼過程は一歩も進まないことが理解できると思います。

（塩澤光一）

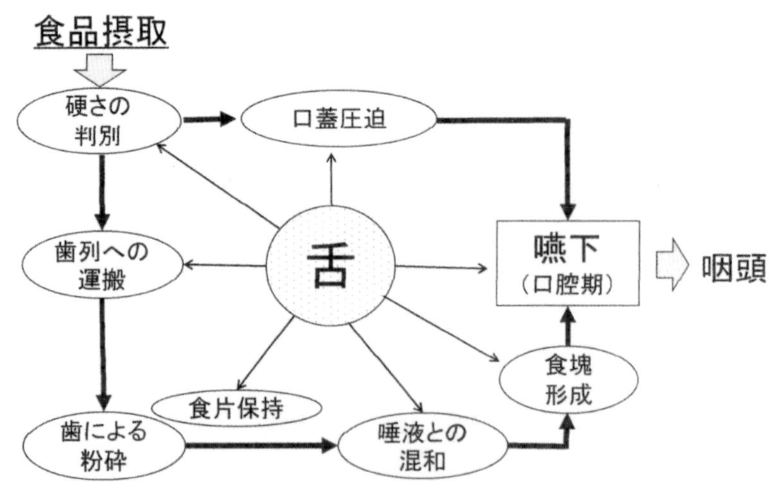

図　咀嚼過程での舌の役割

Q4 咀嚼の目的は嚥下可能な食塊を形成することですが、それ以外の目的はありますか？

A **咀嚼の主な目的は、摂取した食品を変形・変性して安全に嚥下できる食塊を形成することですが、これに加えて、食品の“おいしさ”を味わうこともも う一つの目的です。**

解説

スーパーマーケットなどで食品を購入する際、私たちは、その食品がおいしいかどうか？ 新鮮かどうか？ 値段が妥当か？ などさまざまな判断を下します。特に最も大きな要素となるのが、食品の外見や匂いや食経験に基づいた「おいしい食品である」という予測で、この予測は食品購買や食品摂取の動機づけになります。実際に食品の咀嚼が開始されると、その食品の持つ食感、破砕に伴う咀嚼音、風味、味などさまざまな感覚が発現し、これらが大脳で合成処理（クロストーク）されて“おいしさ”として認知され、これによって私たちは満足感を得ることができます。このように咀嚼過程の前半は“報酬系”として機能します。咀嚼が進行していくと食品の個性は失われ、何れの食品でも安全に嚥下できる食塊へと変化し、この食塊を嚥下することで一日に必要なエネルギー量を摂取します。したがって、咀嚼の後半は“消化器系”（エネルギー恒常性）としての機能を果たします。このように咀嚼過程は報酬系と消化器系という２つの機能を合わせ持っています（図）。

（塩澤光一）

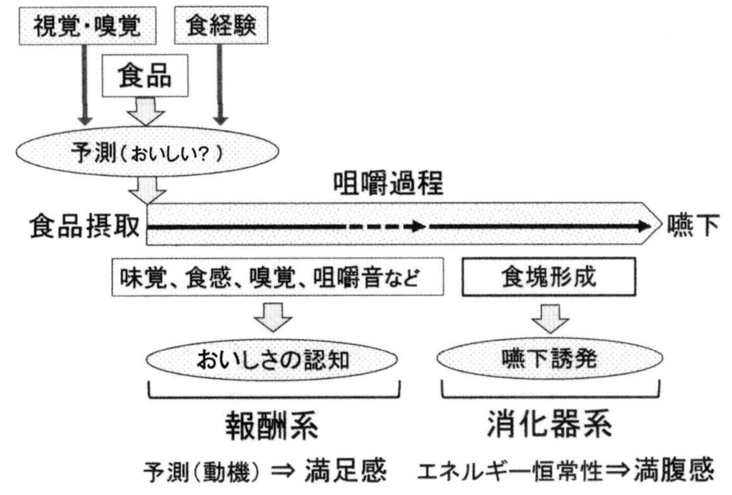

図　咀嚼過程の２つの目的

Q5 咀嚼における口唇の役割は何ですか？

A 口唇が口の入り口を閉じることで、食品や唾液が口の外にこぼれ出ることを防ぎます。また口唇や頬の筋は連動しており、これら顔面の筋を上手に動かすことで、食塊形成に役立ちます。

解説 摂取した食べ物を嚥下するまでに、口腔内では歯や舌を使って食塊形成を行います。咀嚼の初期では、食塊の凝集性が低いためにバラバラとなる傾向があります。そのとき、口唇は収縮して、食べこぼしを防ぐ働きをしています。口唇を閉じる働きを持つ口輪筋は咀嚼時の顎運動に合わせて、開口時に一致してリズミカルな活動をしています（図）。このような活動は下顎が下制した時に口裂を閉じて、食物が口の外に飛び出すのを防ぐ役割があると考えられています。また、高齢者で口唇の閉鎖力を測定した実験では、特に虚弱高齢者において、口唇の閉鎖力が弱いとよだれ（流涎）で困っている場合が多いことが報告されていて、よだれの防止にも口唇は重要であることがうかがわれます。さらに、パーキンソン病患者に呼気筋トレーニングを行うと呼吸機能の改善のみならず、口唇閉鎖機能が向上し、よだれの減少が認められたとの一例報告もあります。口唇閉鎖力はさまざまなトレーニングで強くなるので、食べこぼしやよだれをトレーニングで回復させることも可能と思われます。

（増田裕次）

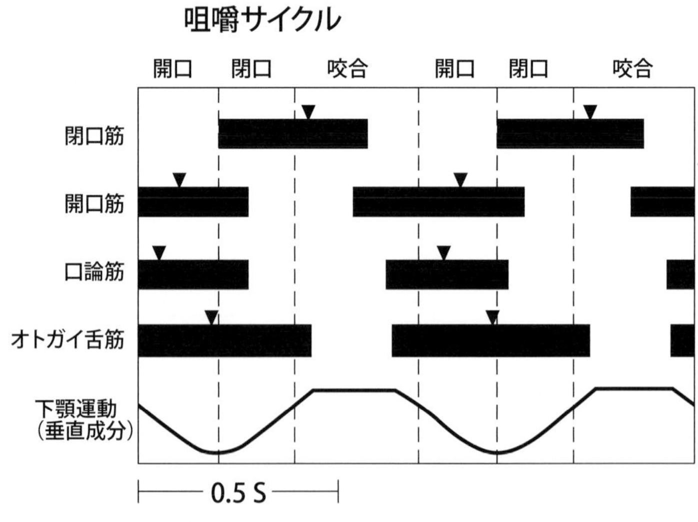

図　口輪筋のリズミカルな活動

（Takada K, Yashiro K, Sorihashi Y, et al. : Tongue, jaw, and lip muscle activity and jaw movement during experimental chewing efforts in man, J Dent Res, 75 : 1598-1606, 1996. より改変）

新聞を読みながら食事ができるのはなぜですか？

A　食べ物を咀嚼するための運動は、いったん始まると、脳幹で制御され大脳からの指令がなくても、飲み込むまでの動作が自動的に続けられます。新聞を読むことに集中していても、自動的な調節で食事ができるのです。

解説　新聞を読んで理解するときに使っている脳は、大脳皮質といわれる部位です。咀嚼運動を自動的に制御するためには、脳幹（中脳・橋・延髄）という脳の部位が使われています（図）。脳幹での制御は、意識せずとも行われます。咀嚼運動の特徴としては、リズミカルな運動であること、左右の筋の活動が非対称である運動であること、複数の器官が協調して動いていること、食品の物性に合わせて噛む力のコントロールを行っていることが挙げられます。大脳皮質からの命令がなくても、飲み込むまで、口の中に食べ物があるという情報だけで巧妙な運動を行うことができます。このように新聞を読む脳と咀嚼運動を制御する脳の部位が異なるために、２つのことを同時に行うことができると考えます。ただし、大脳皮質を使わないで食べるということは、ただ単に口が巧妙に動いているというだけです。食べ物を味わいおいしさを感じるためには、大脳皮質が働くことが必要です。食事をおいしく食べるためには、ぜひ、食べている物を意識して大脳皮質を使って食事をしてほしいと思っています。

（増田裕次）

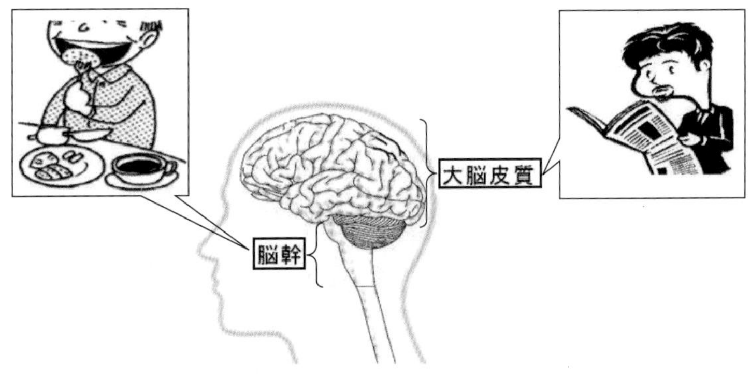

図　２つの行動を司る脳部位

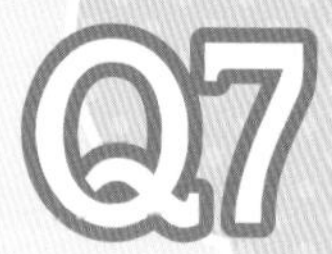

唾液には味があるのですか？ 唾液は咀嚼にどのように関係していますか？

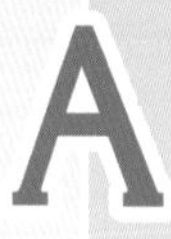

唾液には味を呈する成分が含まれており、味があります。唾液には咀嚼を補助する役割があります。唾液は食べ物の粉砕を助け、食塊を形成して、嚥下をしやすくしています。

解説　唾液の成分の99％は水ですが、残りの１％に有機成分や無機成分が含まれています。有機成分には、アミラーゼ（酵素）、ムチン（糖タンパク質）、リゾチーム（抗菌物質）などがあります。無機成分では、味を呈するナトリウムイオン、カリウムイオン、塩素イオンなどが比較的多く含まれています。これらの味を呈する無機成分が味覚の閾値よりも高い濃度で唾液に含まれているため、唾液には味があります。

咀嚼中には大量の唾液が分泌されており、咀嚼を補助する役割があります。唾液の主な成分である水は、食べ物を湿らせて粉砕を助けています。また、唾液には粘性をもつムチンが含まれるため、噛んで細かくなった食べ物と混ざることで食塊が形成され、嚥下を容易にしてくれています。他にも、唾液に含まれるムチンなどの糖タンパク質には潤滑作用があり、咀嚼に必要な口腔内の動き（口唇・舌・頬の動き）を滑らかにしています（図）。

（豊田博紀）

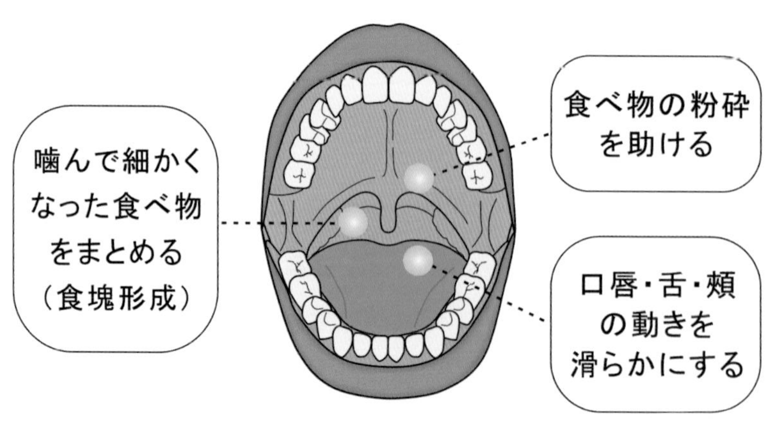

図　咀嚼における唾液の役割

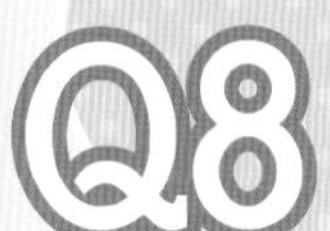

一度にたくさん口に入れて食べる（一口の量が多い）のは、よくないのでしょうか？

A **一度にたくさん口に入れて食べる（一口の量が多い）といわゆる「粗嚙み」になり、消化吸収されにくくなります。また、一口量の多い人はBMIが高く、言い換えると体重が重い傾向にあります。**

解説

成人の生活習慣病予防や子どもの食育では「よく噛んでゆっくり食べる」ことが推奨されています。一度に口に入れる食物の量（一口量）を増やしても噛むペースはあまり変化しないので、いわゆる「粗嚙み」になります（図1）。粗嚙みされた食物の断面積はよく噛んだ場合よりも狭く、消化吸収されにくくなります。

個人が好む習慣的な一口量はまちまちですが、BMIが高い人、言い換えると体格のよい・太っている人ほど一口量が多いようです（図2）。一口量を減らした場合、食べ終わるまでの時間や噛む回数は通常よりも増加するため、「一口量を少なくして食べる」ことは「よく噛んで食べる」ことにつながります。意識して噛む回数を増やすことは若干難しいですが、一口量を減らすことは実行しやすいため、「よく噛んで食べる」ように指導する場合には噛む回数の指導だけでなく、一口量を減らすよう指導することが重要です。

以上、一口に入れる量を少なめにして「しっかり噛んでゆっくり食べる」ことを心がけましょう。

（松山美和）

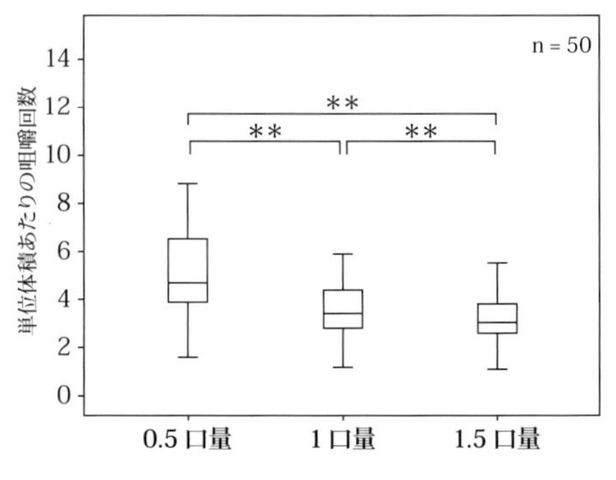

図1　習慣的な一口量を基準として、一口量を変化させた時の単位体積当たりの咀嚼回数の関係（りんご）

一口量が0.5口、1口、1.5口と増えるにつれ、単位体積当たりの咀嚼回数は徐々に減り、つまり粗嚙みになっている

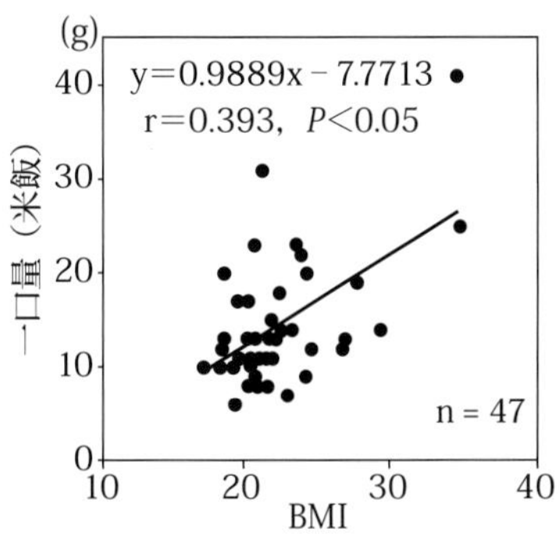

図2　BMI（体格指数と）一口量の関係（米飯）

BMIが大きい人ほど一口量が多い

おいしいという感覚はどのようにして生じるのですか？

A おいしさは食物の味や香りに加え、食物の見た目や咀嚼時に生じるさまざまな感覚、さらに食べる時の環境や個人の記憶などの情報を脳が総合的に判断して生じるものです。

解説 食物の味と香りを合わせて風味といいます。風味はおいしさを構成するもっとも重要な要素ですが、食物を食べる時には食物の見た目や温度、咀嚼する時に感じる食物の物性、咀嚼する時に感じる咀嚼音、さらに食べる時の環境なども外部からの感覚情報として脳に入力します。それに加え、食べる人の心理状態やお腹の空き具合、今までの食経験で培ってきた食の記憶（食べものの好き嫌いなど）などの内部情報も脳内に存在します。これらすべての情報（図）を脳の前頭連合野が総合的に判断することによっておいしいという感覚が生じます。

たとえば、湿気ってしまった煎餅がおいしく感じられないのは歯ごたえとして感じられる物性や咀嚼音が異なるからですし、全く同じものを食べてもその時の環境や心理状態、お腹の空き具合が異なるとおいしさの感じ方も異なるのは脳が分析する情報の一部が食事ごとに異なるからです。また、個人によってそれぞれの食の記憶が異なる上に環境の感じ方も異なるので、同じ環境で同じものを食べたとしてもおいしさの感じ方が全く違うものになることも珍しくありません。

（山村健介）

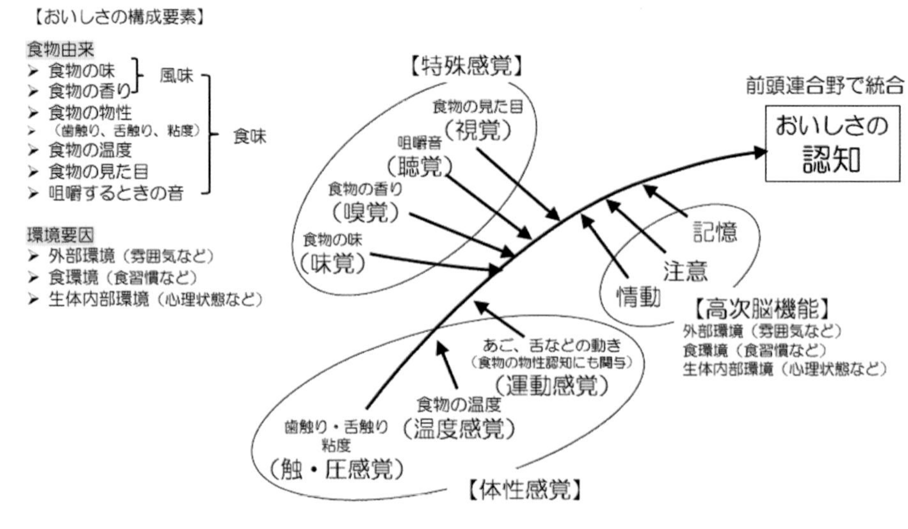

図　おいしさの構成要素とおいしさの認知に関する脳機能

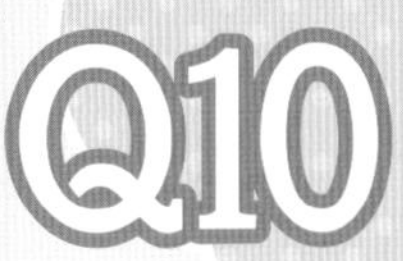

Q10 誤嚥が一番気になります。注意点を教えてください。

A 誤嚥は、噛む力や飲み込む力が弱まるとおきやすくなります。急がず、よく噛んで、無理のない食べ方をすることが大事です。

解説

唾液や食物が気管や肺に侵入することを、誤嚥といいます。誤嚥は日常的に起きるもので、たとえばペットボトルの水を勢いよく飲んで、むせたり咳込んだりした経験は誰にもあると思います。こうしたむせや咳込みは、気管に入った異物を排除するための防御反応です。しかし、歳をとるとこの防御反応が弱くなり、脳卒中などの病気にかかるとさらに弱くなることがあります。そして、誤嚥した異物が肺に到達し、免疫反応が弱っている場合には、誤嚥性肺炎を起こしてしまいます。

日常生活において誤嚥を防ぐためには、まず「自分に合った無理のない食べ方をすること」が基本です。私たちは、食べ物を咀嚼して細かくし、唾液と混ぜてまとめることによって作られた「食塊」を飲み込んでいます（図）。この「食塊」が、(1) 量が多過ぎない、(2) 硬すぎない、(3) まとまりがよい、(4) べたべたしすぎない、(5) 表面がしっとりしていることが「飲み込みやすさ」の条件です。お茶でむせたりして「飲み込む力が衰えたかな？」と思ったら、食事の時「これで飲み込めるかな？」と意識して、十分咀嚼することを心がけてください。

（小野高裕）

グミゼリーがこなれて細かくなっていく様子（イメージ）

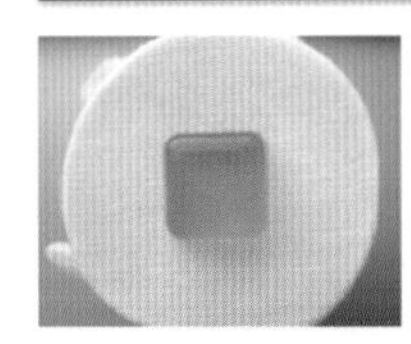
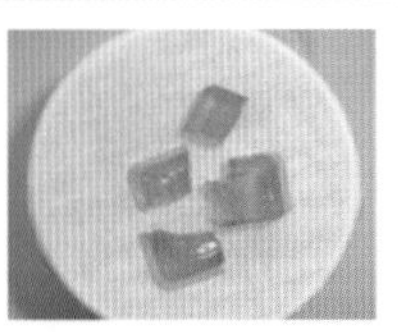
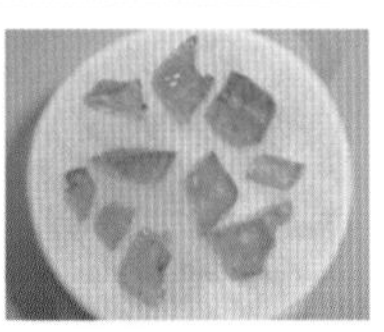
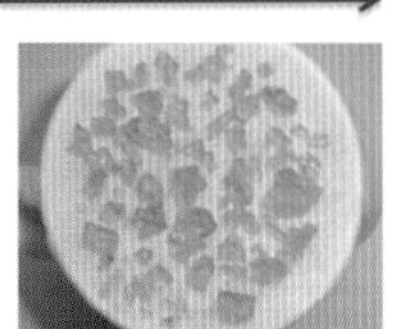

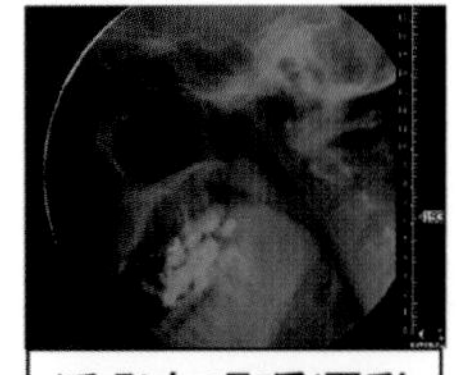

活発な咀嚼運動によって細かく粉砕する

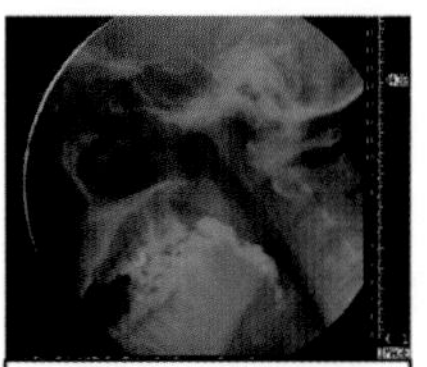

舌と上あごの間で食塊を作り咽頭に送りこむ

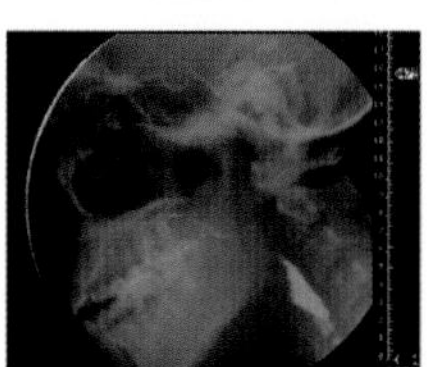

食塊を飲み込み咽頭から食道へ送り込む

図　グミゼリーを咀嚼して食塊を作り、嚥下するまでの様子を観察したエックス線透視画像

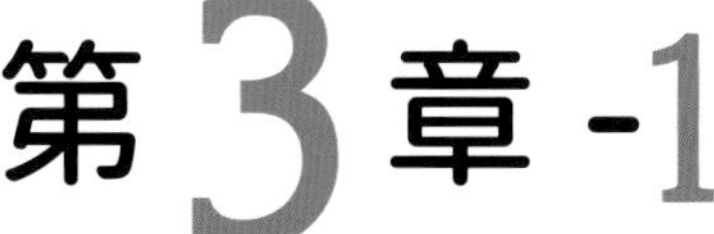

ひとのライフステージと咀嚼

～乳児期から青年期まで～

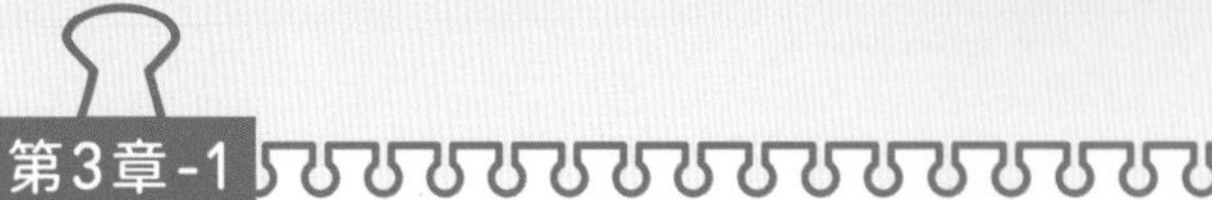

ヒトが咀嚼を始めるのは乳児期からです。乳児期・幼児期・学童期・思春期・青年期・成人期・高齢期とひとが人生を進むに当たって、咀嚼は生涯必要な歯と口の協調運動です。本章では乳児期から青年期までのライフステージと咀嚼について解説します。

私たちはそれぞれのライフステージにおいて、咀嚼という動作を介して食物を体の中に摂取します。出生から4か月の間は、哺乳から栄養摂取をし、5か月以降に乳歯が生え始め、離乳食が始まります。その後、乳切歯、乳前歯、乳臼歯の順に乳歯が生え始め、1歳6か月から3歳2か月頃までには乳歯列が完成し、幼児食へと移行します。この乳歯列が完成する3歳2か月までの幼児期にしっかり噛む動作を教育することで、咀嚼に必要な筋肉の発達が促されます。また、この乳幼児期に豊富な食経験をすることで味覚を発達させせると同時に、この時期に薄味や素材の味に慣れておくことでその後のライフステージにおける健康状態に影響を与えます。幼児期に咀嚼や味覚の力を鍛えることは、将来の疾病予防にもつながる重要な生活習慣のひとつといえます。

学童期・思春期（中学生）に入ると小・中学校では栄養教諭を中心とした「食に関する指導」が実施され、その中で咀嚼の重要性を学ぶ機会が出てきます。「ひみこのはがいーぜ」という標語にもあるように、「肥満防止」「味覚の発達」「言葉の発音はっきり」「脳の発達」「歯の病気予防」「がん予防」「胃腸のはたらきをよくする」「全力投球」の8つの咀嚼の効用を学び、生きた教材である給食をモデルとして指導が展開されています（図）。

高校生以上になると栄養の専門家から食育や栄養教育を受ける機会が減り、咀嚼の重要性を再認識する機会が減ってしまいます。国の食育推進施策のひとつに食育推進基本計画があります。現在第4次食育推進基本計画が進行中であり、食育の推進にあたっての目標の中に「ゆっくりよく噛んで食べる国民を増やす」という目標があります。令和2年度の現状値で47.3%であり、令和7年度の目標値として55%以上と掲げられています。

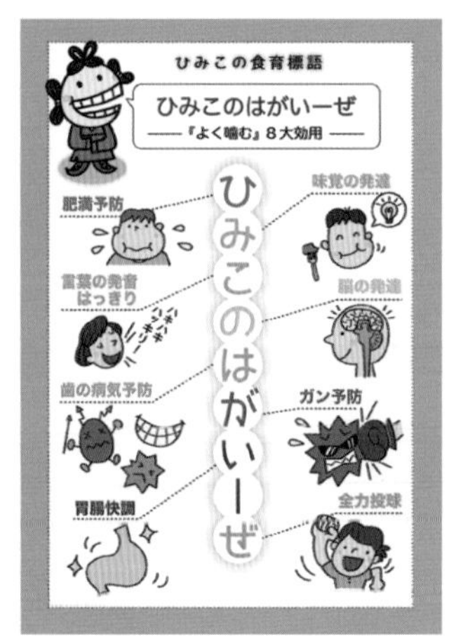

図　ひみこの食育標語

実に国民の半数以上を「ゆっくりよく噛んで食べるようにする」という国を挙げての目標を打ち出しているわけです。よく噛んで食べるという重要性を国民一人ひとりに意識づけ・意欲付けさせることが求められています。第 4 次食育推進基本計画には、国民が健やかで豊かな生活を送るには、口腔機能が十分に発達し、維持されることが重要であり、健康寿命の延伸のために噛み方や食べる速さにも着目し、口腔の健康や口腔機能の獲得・維持・向上と関連させた食育が重要となっていることから、ゆっくりよく噛んで食べる国民を増やすことを目標とすると明示されています（表）。

また、高齢期になると歯の喪失や筋肉の低下に伴い咀嚼力が低下してきます。咀嚼力低下は、認知症へのリスクも高まります。日本は、世界一の長寿国ですが、認知症を患う高齢者人口は増加し、2025 年には高齢者の 5 人に 1 人、国民の 17 人に 1 人が認知症になると予測されています。この数値は脅威であり、誰もが歳を取る中で悲観的な数値でもあります。しかしながら日本人の高齢者を対象とした研究で毎食 30 回以上咀嚼するように指導された高齢者は、1 週間後および 6 か月後に咀嚼力と短期記憶が維持・向上する傾向があり、認知症予防につながる可能性が示唆される研究成果も出ています[1]。特別な行動をするのではなく、普段の食事中によく噛むことを意識し、1 口 30 回以上の咀嚼を実践すれば認知症を防ぐことができる可能性があるのです。そのためには、歯を含めた口腔の健康管理が重要になります。1989 年（平成元年）に厚生省（当時）と日本歯科医師会が推進している 8020（ハチマルニイマル）運動（80 歳で 20 本以上の歯を保つことを目標とした運動）があります。残存歯数が約 20 本あれば食品の咀嚼が容易であるとされています。現在歯がほとんどなく義歯未使用の者は、現在歯数が 20 本以上の者と比較して、認知症リスクが約 1.9 倍高くなるとの研究報告もあります[2]。平成 28 年歯科疾患実態調査によると 80 歳で 20 本以上の歯を有する者の割合は 51.2% となっています。

いつまでも健康で長生きしていくためには、どのライフステージであっても歯を大切にし、食事の際には意識して咀嚼をしていくことが極めて重要です。（井上広子）

文献

1) 佐藤智子，ほか：咀嚼が一般高齢者の短期記憶に長期的に与える影響，日本ヘルスサポート学会年報，2 巻 :11-20，2016.

2) Yamamoto T, et al. : Association between self-reported dental health status and onset of dementia: a 4-year prospective cohort study of older Japanese adults from the Aichi Gerontological Evaluation Study (AGES) Project, Psychosom Med., 74: 241-248, 2012.

表　第 4 次食育推進基本計画における食育の推進にあたっての目標

具体的な目標値	現状値（令和2年度）	目標値（令和7年度）
ゆっくりよく噛んで食べる国民を増やす		
ゆっくりよく噛んで食べる国民の割合	47.3%	55%以上

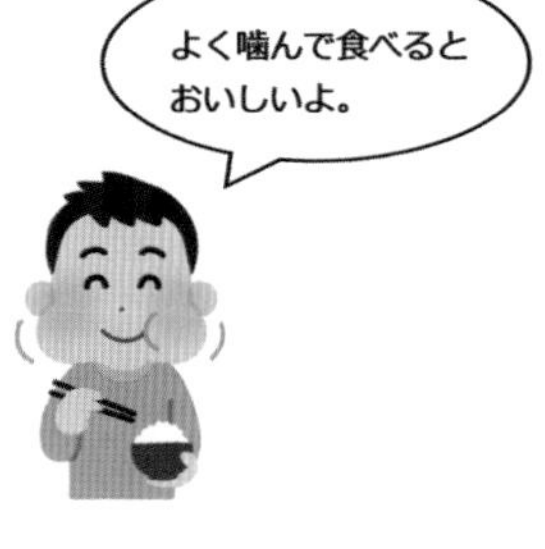

乳児期の授乳方法は噛む力（咀嚼）とどのように関連しますか？

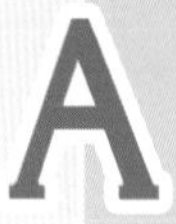

母乳か人工乳かでお乳を吸う吸啜（きゅうてつ）の動きは大きくは変わりませんが、吸啜力や哺乳時間、哺乳時の姿勢などが口の機能発達に関連する可能性はあります。しかし3歳頃になると、咀嚼への影響はあまりみられないようです。

解説　乳児期の授乳方法（とくに母乳か人工乳か）で、咀嚼機能や食べ方に影響が出るかどうかは、保護者にとって気になる問題です。

哺乳時の吸啜の動きは、胎児期に培った哺乳の反射によるものなので、出生直後から口の周りに加わった乳首の刺激によって吸啜の反射が起こります。哺乳期の吸啜に関する研究からは、母親の乳首からの吸啜と哺乳ビンの人工乳首からの吸啜とで基本的な動きに違いはないと考えられています。ただし、母乳の場合は射乳量の違いや、人工乳の場合は乳首のサイズや穴の大きさの違いなどによって、舌の動きや吸啜力に違いが出る可能性があります。

しかし、生後5か月まで母乳のみの群と人工乳中心だった群について、3歳時点での咀嚼の状態を比較した調査では、両群でとくに差は認められませんでした（表）。また、食べ方の問題でも両群で差はみられませんでした。ただし、人工乳の場合は乳首の穴が大きすぎたり、寝かせたまま哺乳ビンで授乳していると、吸啜運動の絶対量が少なくなり、離乳期以降の口の機能発達の準備不足になる可能性もあるので気を付けましょう。

（井上美津子）

表　哺乳方法と咀嚼の状態との関連（3歳）

	咀嚼			合計
	よく噛むと思う	どちらともいえない	思わない	
母乳群	145名（56.2%）	94名（36.4%）	19名（7.4%）	258名
人工乳群	60名（53.1%）	45名（39.8%）	8名（7.1%）	113名
合計	205名（55.3%）	139名（37.5%）	27名（7.3%）	371名

（千木良あき子，ほか：乳幼児の口腔にかかわる健康調査－哺乳方法の影響，口腔衛生会誌 43:566-567, 1993.）

乳幼児期の味覚体験は将来の食生活に影響を及ぼしますか?

A　乳幼児期の豊富な食経験は、味覚を発達させます。最新の動物研究では、妊娠中の母親の高脂肪食が生まれた子どもの味覚に影響を及ぼす可能性も報告されています。

解説

生後 1,000 日間は、健康的な食習慣を身につけるための極めて重要な時期であり[1)]、その後の小児期や成人期の健康状態に強い影響を与える可能性が高いとされています（図）。一方、最新の動物による研究報告によると、妊娠中に高脂肪食を与え続けると生まれた子どもの甘味や脂肪味に対する好みに影響を与えるという報告[2)]もあり、味覚形成は乳幼児期からというより胎児期から始まっている可能性もあります。

またヒトは味覚の中の一つである苦味に対しては、遺伝的に決定された個人差が存在することが明らかとなっています。PROP（6-n-propylthiouracil）というアブラナ科食物に含有する苦味物質と類似した化合物に対して敏感な子ども (PROP Taster) よりもこの苦味物質を感じない子ども (non-taster) は、食事からの脂肪を好み、消費し、肥満になりやすいという研究報告もあります[3)]。苦味のある果物や野菜を受け入れて摂取するための戦略が必要な子どももいることも事実です。しかし、この遺伝的素因は、周囲の環境によって修正される可能性があり、学童期までに正しい味覚を修得することで修正される可能性があることも報告されています。

（井上広子）

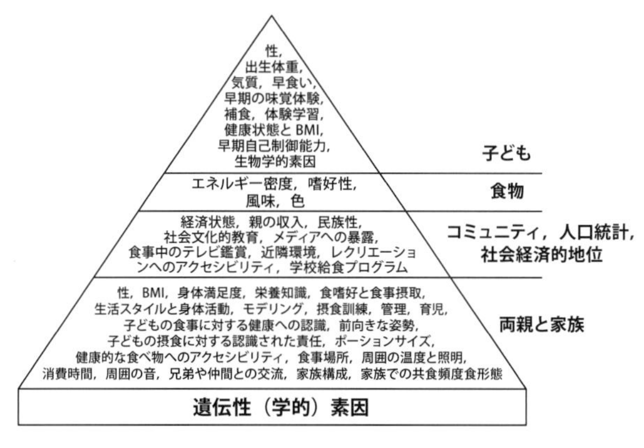

（De Cosmi V, et al: Nutrients. 9: 107, 2017. Early Taste Experiences and Later Food Choices より編集）

図　子どもの食行動に影響を与える環境要因

文献

1) Alles MS, et al.: Nutritional challenges and opportunities during the weaning period and in young childhood, Ann. Nutr. Metab., 64: 284-293, 2014.
2) Mezei GC, et al.: Differential Effects of Maternal High Fat Diet During Pregnancy and Lactation on Taste Preferences in Rats, Nutrients, 12: 3553, 2020.
3) Keller KL, et al.: Variation in the Ability to Taste Bitter Thiourea Compounds: Implications for Food Acceptance, Dietary Intake, and Obesity Risk in Children, Ann. Rev. Nutr., 36: 157-182, 2016.

Q3 子どもの歯並びや咬み合わせは咀嚼に影響しますか？

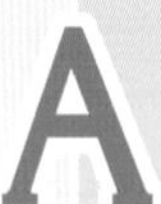

A 開咬や交叉咬合は、子どもの咀嚼や嚥下だけでなく、発音や顔の成長にも影響を与えるため、早めの対応が必要です。

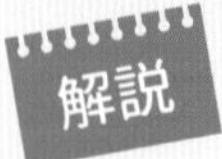

解説

正しい咀嚼とは前歯で咬み切り奥歯ですりつぶすことができる状態です。

上下の奥歯を咬み合わせた時に前歯が咬み合っていない状態を「開咬」といいます（図1）。この状態では前歯で咬み切ることができません。また、舌の異常な動きを伴う場合が多いため、嚥下や発音にも影響を及ぼします。さらに、咀嚼能率の低下により食事に時間がかかる、クチャクチャ音を立てて食べるなどの問題も発生します。

上下の前歯がすれ違って咬み合っている「前歯部交叉咬合」（図2）、あるいは奥歯がすれ違って咬んでいる「臼歯部交叉咬合」（図3）や「臼歯部鋏状（はさみじょう）咬合」（図4）は、奥歯ですりつぶすことが難しくなります。この状態は咀嚼時の円滑な下顎の動きを妨げ、食事に時間がかかったり、食品性状によっては食べられないものが出てきたりします。また、下顎の偏位を伴うため、顔が変形しながら成長してしまう原因にもなります。

以上のように、成長期の歯並びや咬み合わせの異常は、咀嚼の発達に影響を与えることがあります。さらに、食事だけでなく発音や顔の成長など、多岐に亘って問題になることが多く、日常生活に影響を与える可能性もありますので、できるだけ早期の改善が望まれます。

（稲田絵美、山﨑要一）

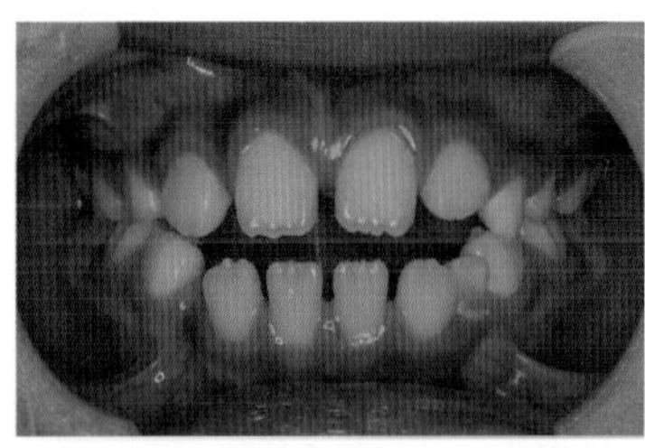

図1　開咬

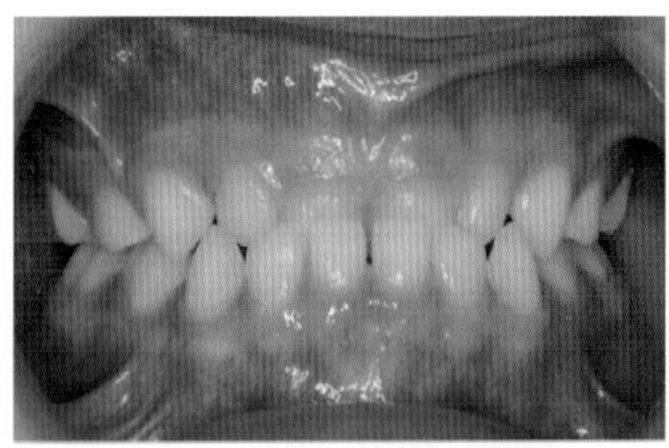

図2　前歯部交叉咬合

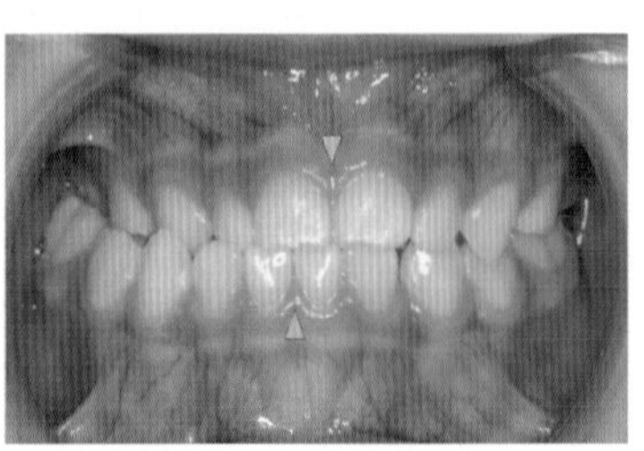

図3　臼歯部交叉咬合

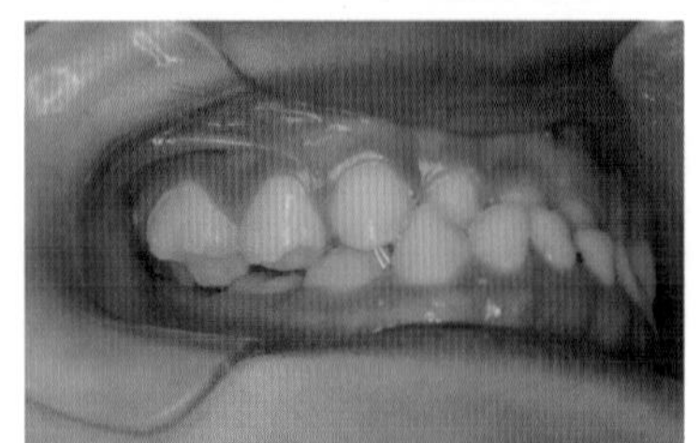

図4　臼歯部鋏状咬合

青年期になると急いで食べたり（早食い）、一度にたくさん口に入れて食べたり（一口の量が多い）しますが、大丈夫でしょうか？

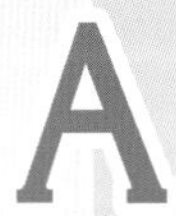

早食いは噛む回数が少なく、一口の量が多いと粗噛みになり、いずれも過食になりやすく、体重が増加する傾向にあります。適正な体重を維持するためには早食いの習慣を改善し、一口量を調整するのがよいでしょう。

解説

早食いには噛む回数が少ない場合や噛むリズムが速い場合がありますが、青年期だけでなく全年代で、体格（BMI）と早食いには関連性があることが報告されています（表）。

咀嚼すると神経ヒスタミンの量が増え、それが脳内の満腹中枢に作用して満腹感が得やすくなります。そのため、噛む回数が増えると1回の食事で摂るエネルギー量は少なくなる傾向にあります。また、食物が口の中にある時間が長いと、味覚や嗅覚がより刺激され、同様に満腹感を得やすくなります。

早食いで噛む回数が少ない場合、食物が口の中にある時間は短く、味覚や嗅覚に作用する時間も短くなり、血糖値の上昇は遅くなり、満腹感が得られる前に多くの食物を摂取してしまいます。その結果、過食になりやすいと考えられます。一口の量が多い場合も相対的な噛む回数は少なくなり、粗噛みになり、早食いと同様に過食になりやすいと考えられます。

そのため、早食いや一口の量が多い食習慣は体重増加につながる可能性が高いと考えられ、適正な体重の維持のためにはこのような食習慣を改善するのがよいでしょう。

（松山美和）

表　BMIと食習慣との関連

食習慣	20代	30代	40代	50代	20～30代	40～50代	全年代
朝食の有無							
遅い夕食							
夜食の有無							
早食い			＊＊		＊	＊＊	＊＊
よく噛む	＊		＊		＊	＊＊	＊＊
腹一杯まで食べる							
一口の量				＊＊		＊＊	＊＊
肉料理の摂取頻度				＊＊			
野菜料理の摂取頻度	＊						＊＊

＊：$p < 0.05$，＊＊ $p < 0.01$，χ^2 検定

（武井典子，ほか：就業者の食習慣と肥満と生活習慣病のリスク要因との関連性について，口腔衛生会誌，51:702-703, 2001. より作成）

乳児から幼児にかけて咀嚼はどのように発達しますか？

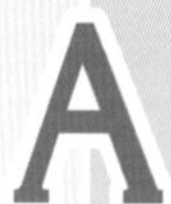

出生後の運動発達と感覚運動体験、乳歯の萌出により咀嚼機能が発達します。

解説

哺乳は、唇が開いた状態で舌が唇あたりまで出た状態で嚥下します。４か月以降の頸のすわりに伴って、下顎が上下に安定的に動かせるようになり、唇を閉じる機会が増えて、離乳食の初期食を上手に食べられるようになります（表）。

さらに、下顎乳中切歯が生えてくると、舌がさらに前に出にくくなり、舌が上顎に触れた状態で嚥下する機会が増えてきます。この頃には指しゃぶりやおもちゃを噛むなどの感覚運動体験が増えてきます。さまざまな物性を噛む経験をすることで、下顎を上下だけでなく左右に動かすことも学習します。おもちゃ噛みの体験と同じ時期にお座りができるようになると、上半身の姿勢が安定し、下顎の動きがより複雑になり、離乳食の中期食が食べられます。

ひとり歩きの頃には、舌は左右の動きを学習し、お口の中で食べ物を噛み砕いたりまとめたりすることができるようになり、後期食を食べられます。

乳臼歯が咬み合うと下顎の動きの安定性が増して、咀嚼に必要な筋肉の発達が促されます。この頃には幼児食から普通食が食べられるようになります。　（佐藤秀夫、山﨑要一）

表　幼児期までの栄養摂取方法と運動発達、乳歯萌出との関連性

時期	栄養摂取	運動発達	乳歯
出生～4か月	哺乳	原始反射	無歯顎
4～8か月	離乳食初期	頸のすわり	乳切歯
8か月～10か月	離乳食中期	座位	乳前歯
10か月～1歳6か月	離乳食後期	つかまり立ち～歩行	乳臼歯
1歳6か月～3歳2か月	幼児食	歩行～階段上り	乳歯列完成

Q6 離乳完了後の肉や野菜の食べさせ方を教えてください。

A　離乳が完了する1歳6か月頃は、まだ乳歯の奥歯が生え揃っていません。肉や野菜は、噛みつぶす程度でまとめて飲み込みやすくなるように、調理を工夫してあげましょう。

解説　乳歯の最初の奥歯（第一乳臼歯）は１歳代前半に、次の奥歯（第二乳臼歯）は２歳半ごろに生えてきます。第一乳臼歯は噛む面が小さく、噛む力も弱いため、噛んで処理できる食べ物は限られています。第二乳臼歯が咬み合うようになる３歳頃までは、すりつぶしが必要なかたまり肉や生野菜、線維の多い野菜などは食べにくいので、口に入れてもちょっと噛んだだけで出してしまうことが多いようです。

１～２歳代では、肉ならひき肉を使った肉団子やハンバーグ、薄切り肉には包丁で切り込みを入れたり、野菜は生野菜より茹で野菜をマヨネーズであえたり、適度な長さに切って加熱し、とろみを加えるなど、調理を工夫してあげれば食べやすくなるでしょう。カレーやシチューに入れて煮込んだ肉や野菜も食べやすいと思います（図）。この時期の噛む力を育てるためには、噛みごたえのある硬い食べ物を与えるより、噛みつぶしやすい食べ物で「前歯で噛みとり、奥歯で噛みつぶす」という食べ方（歯を使った噛み方）を覚えていくことの方が大切です。

（井上美津子）

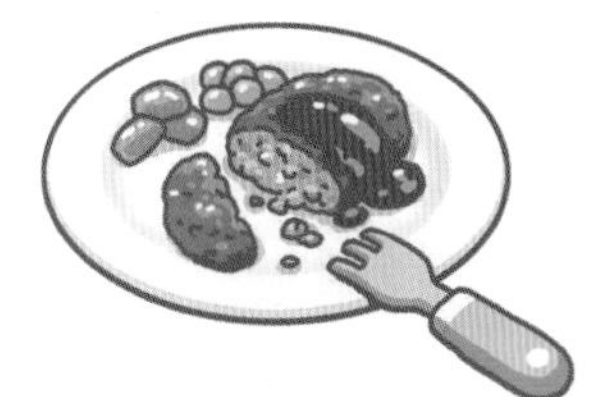

ひき肉を使った
ハンバーグ

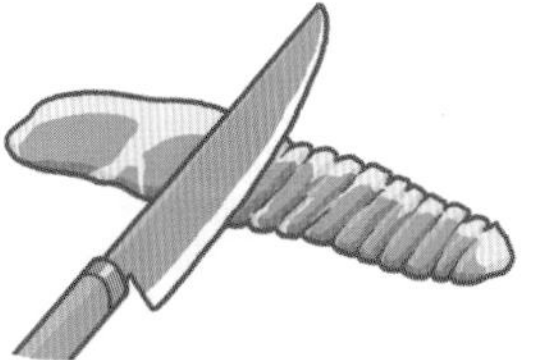

薄切り肉に包丁で
切り込みを入れる

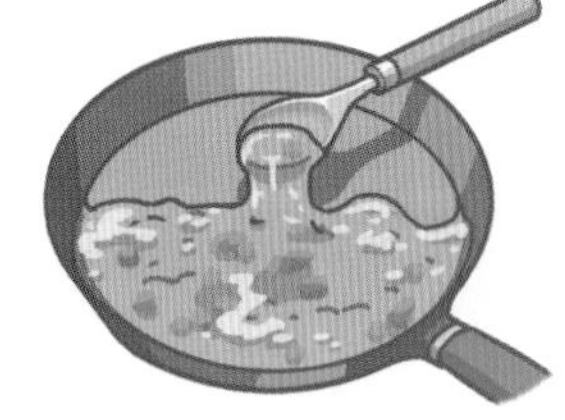

あんかけにする

図　１～２歳代の肉や野菜の調理の工夫

思春期・青年期の食生活のポイントを教えてください。

A **思春期・青年期は、推定エネルギー必要量が一生のうちで最大になり、十分な栄養素等摂取が望まれる時期です。しかし、エネルギー、ビタミン、ミネラルの摂取不足、野菜類の摂取不足などの問題点も指摘されており、各自が必要なエネルギー・栄養素等のバランスのとれた食事（主食・主菜・副菜）を摂ることが重要です。**

解説

思春期・青年期は、推定エネルギー必要量が一生のうちで最大ですが、国民健康・栄養調査（厚生労働省）によると、ビタミン、ミネラル、野菜の摂取不足や女性のエネルギー摂取不足が問題点として挙げられます。

若い女性の「やせ」が多いことは、国民健康・栄養調査で示されており、健康日本 21（第二次）の目標値 20%を上回っている現状です。そのため、日本では低出生体重児（2,500g 未満）の割合が増えており、若い女性の低栄養問題は、次世代の子どもの生活習慣病のリスクを高めると危惧されています。

また、図には、主食・主菜・副菜を組み合わせた食事の頻度を示していますが、青年期において、主食・主菜・副菜を組み合わせた食事の頻度が少ないことが明らかとなっており、食事内容の簡便化が想像されます。したがって、食事バランスガイド（厚生労働省・農林水産省）などを参考に、各自でできる範囲で、バランスのとれた食事を摂るよう努力しましょう。

（桑野稔子）

問：あなたは、主食（ごはん、パン、麺類などの料理）、主菜（魚介類、肉類、卵類、大豆・大豆製品を主材料にした料理）、副菜（野菜類、海藻類、きのこ類を主材料にした料理）の3つを組み合わせて食べることが1日に2回以上あるのは週に何日ありますか。

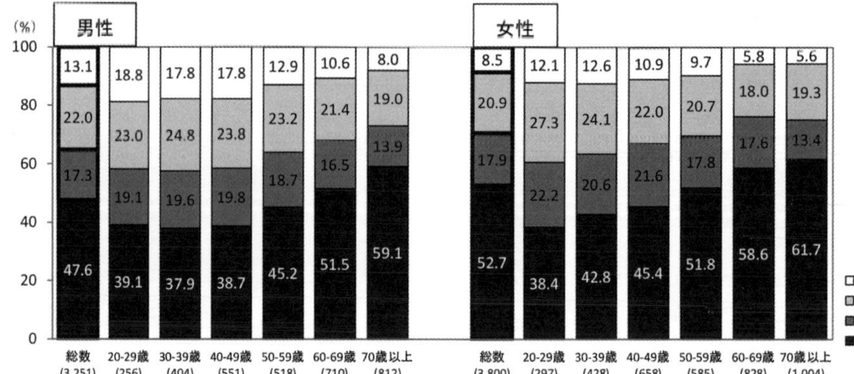

（出典：食事バランスガイド　厚生労働省・農林水産省　平成 17 年 6 月）

図　主食・主菜・副菜を組み合わせた食事の頻度（20 歳以上、性・年齢階級別）

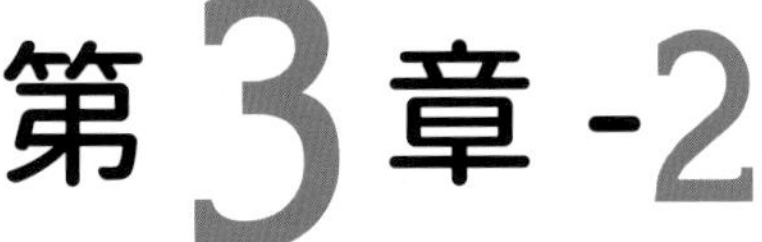

第3章-2

ひとのライフステージと咀嚼

～成人期から高齢期まで～

第3章-2

生涯を通じて健康的な生活を送るためには、ライフステージに合わせた食生活を心がける必要があります。そのためには、食べるものの種類や量だけでなく、咀嚼をはじめとする食べ方も重要です。本章では成人期から高齢期にかけてのライフステージにおける咀嚼や食生活について解説します。

咀嚼機能は成長に伴って高くなり、青年期にほぼ完成し、成人期にはその機能を維持する時期になります（p.3、1章図2参照）。成人期から壮年期にかけて（20～64歳頃）は、身体的にも精神的にも成熟した時期であり、社会活動が活発に行われます。社会で活躍する一方で、生活が不規則・不摂生となりやすい時期でもあります。飲酒習慣や外食中心の食生活、運動不足や過労、ストレスなどにより生活習慣や食生活の問題点が蓄積すると、肥満をはじめとした生活習慣病の発症が増加すると考えられます。

したがって、この時期においては肥満やメタボリックシンドロームを予防するための食事や食習慣が大事になります（Q1、Q3参照）。また、あまり噛まなくて早食いであることは肥満のリスクとなります（図1）（Q2、5章Q2参照）。

一方で、口の中のケアが不足していると、歯を失う可能性があります。歯を失うことは見た目が悪くなるだけでなく、噛めなくなる最大のリスク因子です（Q5参照）。歯周病や、噛めなくなって栄養に偏りがあると全身的にも悪影響を及ぼします（Q4参照）。

これらのことより、この時期には運動習慣や睡眠などとともに、バランスのよい食事をよく噛んで食べる習慣を身につけておくことが大事です。また、歯を失わないように口の中の健康にも注意して、高齢になっても口の中の機能を維持する心がけが必要です。

高齢期では、加齢に伴って身体的にも、精神的・社会的にもさまざまな変化が生じます。この時期に重要なのは要介護状態に陥ることなく、健康で年齢を重ねる、いわゆる健康長寿（Q6参照）を達成するということとなります。

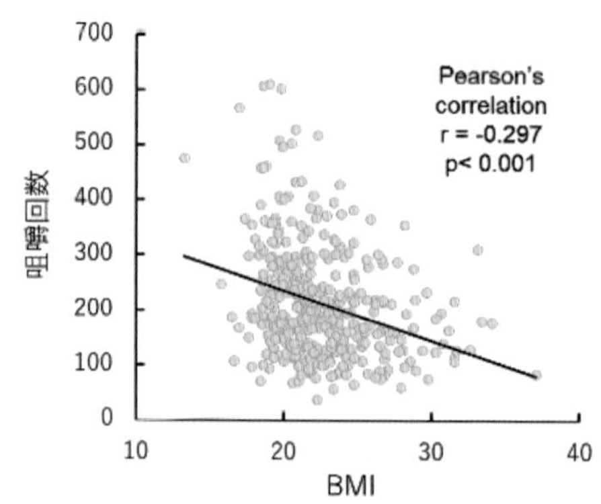

（Yoshimura S, et al. :Relationship between body mass index and masticatory factors evaluated with a wearable device, Sci Rep. 12(1):4117, 2022.）

図1　咀嚼回数とBMIとの関係

高齢者の多くは、健康な状態からフレイルを経て、要介護状態に陥ると考えられています。フレイルとは、加齢や疾病によりさまざまな機能が徐々に衰えて、身体的、精神的、社会的に脆弱となっている状態のことをいいますが、早期に介入すればもとに戻る可能性があります。要介護状態に陥らないためには、その前兆であるフレイルに気づいて対応する必要があります。フレイルは、主に以下の３つの要素から成り立つといわれています。

① 身体的な問題：筋肉の減少により活動量が低下するなどの状態
② 精神心理的な問題：記憶力の低下、気分的なうつ状態
③ 社会的な問題：周囲からのサポートがない孤立した状態や必要な介護を受けることができないといった経済力不足など

加齢や疾病により、全身の機能が低下するだけではなく、口の機能も低下し始めます。口の機能が低下してしまうと、十分に食事を摂ることができなくなることから、低栄養になる可能性が指摘されています。栄養摂取量が低下して体重が減少すると、筋肉の量が少なくなってしまい（サルコペニア）、その結果、運動量や基礎代謝量が減少します。このことからエネルギー消費量が減り空腹感を感じないために食欲が低下して、さらに低栄養になるという悪循環に陥る可能性が指摘されています（図 2）。つまり、この時期には低栄養にならないように注意することが大事です（Q7 参照）。そのためには、歯の治療やメインテナンスを受けて口の中の環境を整えておき、口の機能のリハビリテーションを行うこと（Q8、Q9 参照）により、野菜や肉などの硬いものを避けるのではなく、なんでもバランスよく噛んで食事をすることが必要です。

いずれのライフサイクルにおいても理想的な食生活を送るために、健康な咀嚼機能を維持して適切な咀嚼行動を心がけ、適正な体重を維持することが大事です。　（堀　一浩）

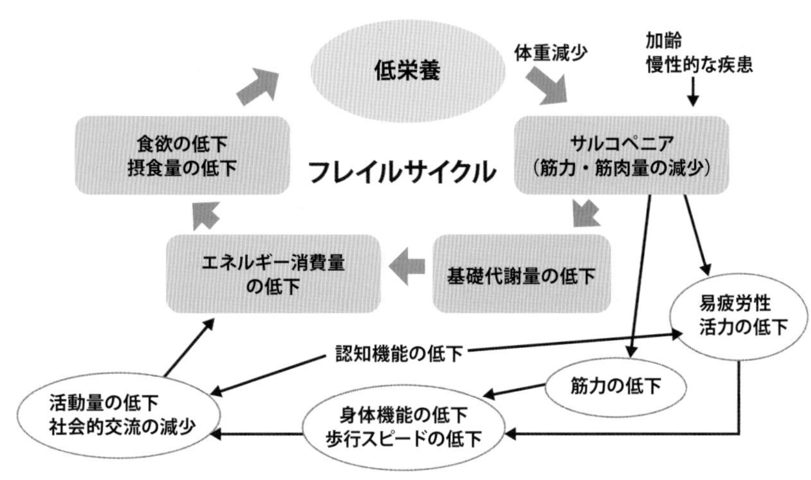

（Fried LP, et al. : Cardiovascular Health Study Collaborative Research Group. Frailty in older adults: evidence for a phenotype, J Gerontol A Biol Sci Med Sci. 56(3):M146-562001.）

図 2　フレイルサイクル

Q1 成人期の食事にふさわしい野菜の量や食材を教えてください。

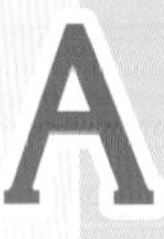

私たちが健康な生活を維持し、生活習慣病を予防するための野菜の目標量は、一日 350g（緑黄色野菜 120g、その他の野菜 230g）です。350g の目安は、生野菜なら両手で 3 杯、茹で野菜ならその半分量です。

解説　緑黄色野菜とは、トマト、ほうれん草、ブロッコリーなど色の濃い野菜です。緑黄色野菜にはカロテンが多く含まれており、これは体内でビタミン A に変換されます。ビタミン A は、夜盲症、黄斑変性症などの目の病気や、がんに対する予防効果があります。そのカロテンを効率よく摂取するためには、加熱と油がポイントとなります。加熱すると柔らくなった野菜の組織からカロテンが溶け出し、ヒトの体内で吸収されやすくなります。適した調理法は、茹でるよりも蒸す、油で炒めるなどです。油と相性がよいため、茹でた野菜に油分を含んだドレッシングをかけると効果的に摂取できます。

その他の野菜とは、キャベツ、白菜、大根、もやし、かぶなど色の薄い野菜です。緑黄色野菜より含まれるカロテン量は少ないのですが、ビタミン C をはじめとするビタミン類、食物繊維、ミネラル類、水分がたっぷり含まれています。特に玉ねぎやにんにく、キャベツには、アリシン（疲労回復、免疫力上昇）やイソチオシアネート（抗酸化作用）などが含まれます。これらの成分を壊さずに摂取するためには、生野菜か短時間の加熱がおすすめです（図）。

（山王丸靖子）

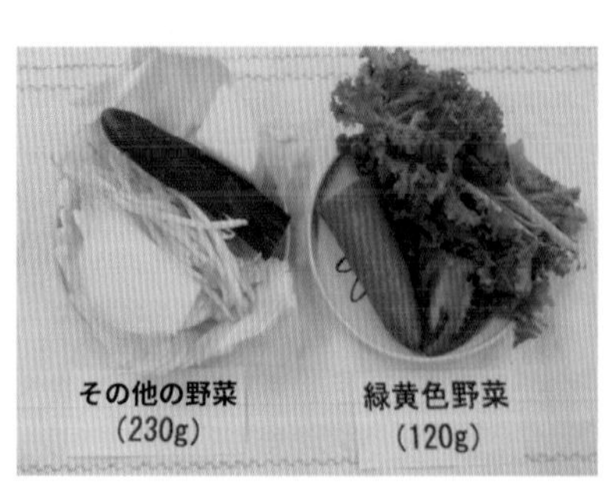

一日分の野菜
（350g）

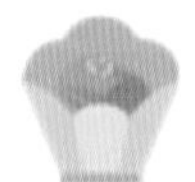

ほうれん草のお浸し
（70g）

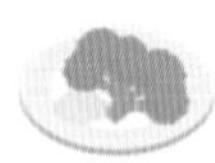

茹でブロッコリー
（70g）

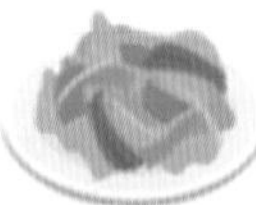

キャベツの炒めもの
（140g）
（キャベツ・玉ねぎ・椎茸・人参・ピーマン）

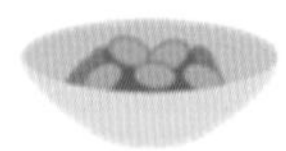

なすのしぎ焼き
（140g）
（なす・ピーマン）

図　摂取する野菜の目安

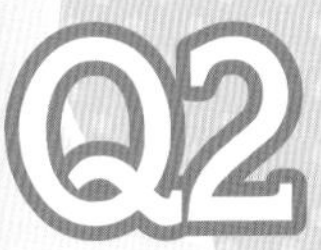

Q2 メタボリックシンドロームの予防のためにできることを教えてください。

A　メタボリックシンドロームを防ぐためには、バランスのとれた食事をよく噛んで食べ、適度な有酸素運動を行うことが効果的です。

解説　メタボリックシンドロームの予防のためには肥満を防ぐことが重要です。肥満は食事によるエネルギー摂取が基礎代謝や運動によるエネルギー消費を上回ると起こるので、基礎代謝が低下し、運動不足に陥りやすい壮年期（40～64歳頃）でのエネルギーの過剰摂取にはとくに注意が必要です。ごはんなどの炭水化物、魚・肉・卵・豆腐などのたんぱく質、野菜・海草・きのこなどの野菜類など、種類の異なる食べ物をバランスよく摂取しているかを確認しましょう。日本人は野菜の摂取量の不足が指摘されています。すでに肥満の方は、炭水化物を中心に摂取量を10％減らすようにします。

食べ方にも注意が必要です。p.33の表はBMIと食習慣の関連を調べた調査結果ですが、BMIが高い肥満者の特徴は、よく噛まない、早食い、一口量が多い、野菜の摂取量が少ないということがわかります。野菜、たんぱく質、炭水化物の順によく噛んで食べることが重要です（p.33参照）。

また、メタボリックシンドロームを予防するためには、ウォーキングやジョギングなどの有酸素運動を継続的に行うことも重要です。筋肉は最大のエネルギー消費器官です。筋肉からのエネルギー消費を増やし、筋肉を維持することができます。　（山村健介）

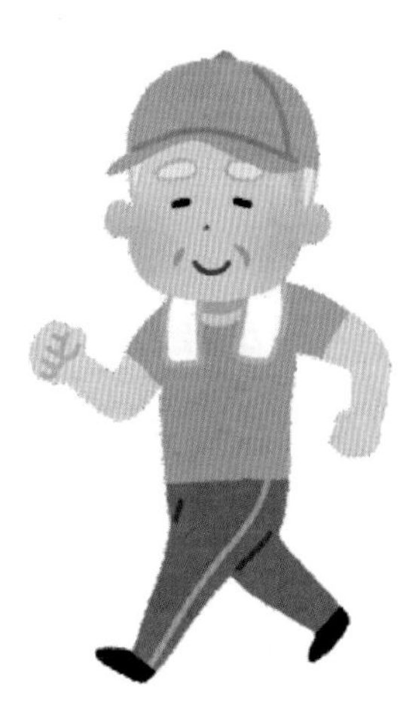

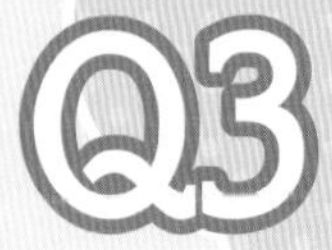

成人期は生活が不規則になりがちなので、肥満防止に最適な食事時間や１回の食事量を教えてください。

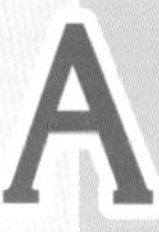

加齢に伴い、人間の体は代謝が落ちてくるため、若い時と同じ食べ方をしていると太りやすくなります。肥満防止には、食べる内容、食べる順序、食べる速度、食べる時刻をよく考えて摂食することが大切です。

解説

食べる内容は、丼物、麺類、パンのみなど単品で済ませずに、さまざまな食品を食べるようにします。とくに体を作るたんぱく質（肉、魚、卵、大豆）と、野菜をたっぷり食べるようにします。食べる順序としては、最初に野菜を中心としたおかずを食べます。よく噛んでゆっくり食べると、血糖値の上昇が緩やかになり、インスリン（血糖値を下げる働きのあるホルモン）の分泌が抑えられます。最初にごはんやパンなどの炭水化物を摂取すると、血糖値が急激に上がり、インスリンが多量に分泌されてしまいます。インスリンが分泌されると、血糖が脂肪に代わってしまうため肥満につながります。食事をする時間も肥満と大きく関連しています。一日３回の食事は起床してから 12 時間以内に収めるようにします。朝食は起きてから２時間以内に、ごはんとたんぱく質を含んだおかずを食べます。昼食の比率を多くし、夕食は就寝の３～４時間前に済ませます。夕食が遅い時間になってしまう場合は、夕方に小さいおにぎり、ゆで卵、クラッカーなどを摂取して、夕食の食べ過ぎを防ぎましょう（図）。

（山王丸靖子）

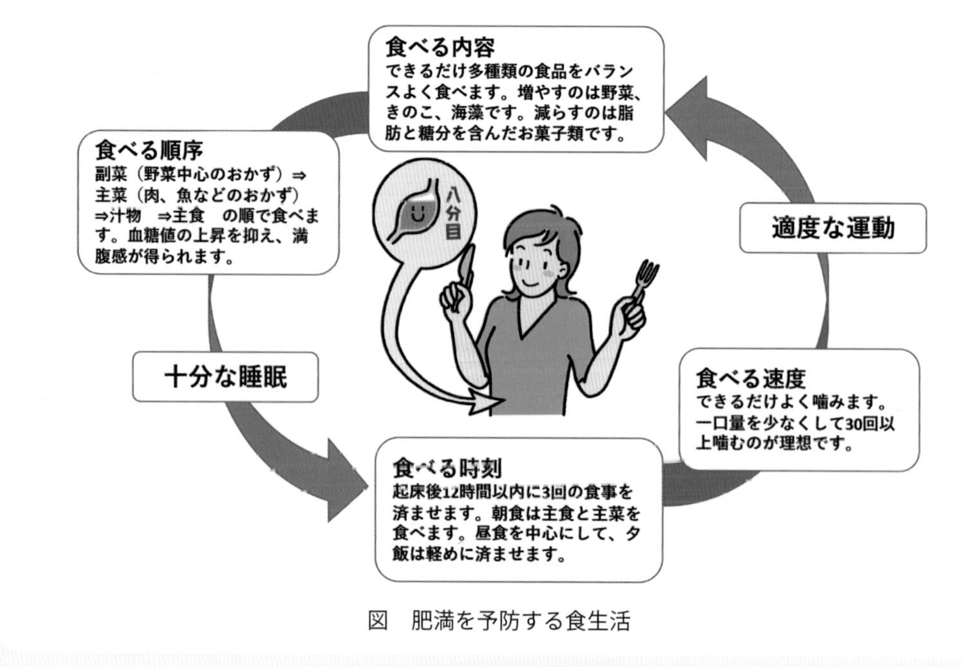

図　肥満を予防する食生活

Q4 歯周病は全身の健康にも影響しますか？

A **歯周病によって歯を失うとよく噛めなくなるので、食べるものの内容が限られて栄養バランスが変わります。また、歯周病による炎症性物質が全身疾患と関連するといわれています。**

解説

成人期以降に歯を失う原因の第一位は、歯周病です。歯周病になると歯ぐきが腫れて歯肉から出血し、歯周ポケットが深くなります。さらに進行すると、歯を支える骨が吸収し、歯が動き始めて抜かなければならなくなります。実際、平成28年の歯科疾患実態調査[1)]では、50代以降の成人の半数以上に、4㎜以上の歯周ポケットや歯肉出血が見られました。

歯周病は、糖尿病、肥満、心疾患、早産・低体重児出産、誤嚥性肺炎、関節リウマチ、腎臓病などさまざまな全身の疾患と関係しているといわれています（図）[2)]。歯周病は歯周病菌が原因で起きる慢性の炎症性疾患のひとつなので、炎症性物質や口腔内細菌の影響によって、これらの疾患が発症したり悪化したりすると考えられています。

また、歯周病にかかって歯が動いたり、抜けたりすると、咀嚼しにくくなります。食べ物が噛みにくくなると、食べるものの内容が変化します。硬いものを避けてやわらかいものばかりを食べていると、食物繊維やビタミン、ミネラルなどの摂取量が減り、炭水化物や糖分などの摂取量が増えるといわれています。このような栄養バランスの変化は、生活習慣病のリスクを高めることが考えられます。（堀　一浩）

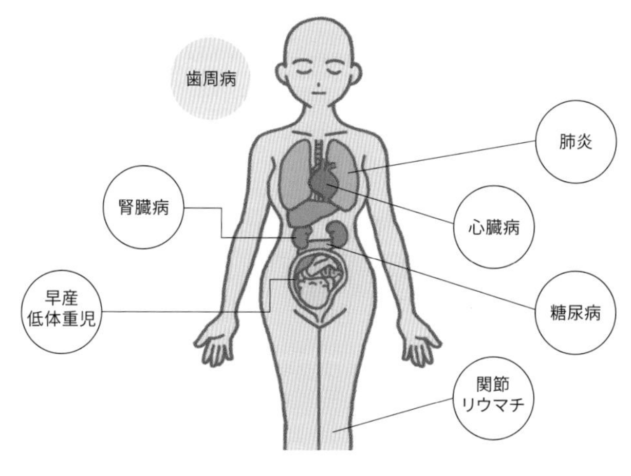

図　歯周病と全身疾患との関連

文献
1）厚生労働省：平成28年歯科疾患実態調査.
2）特定非営利活動法人日本歯周病学会編：歯周病と全身の健康，医歯薬出版，2016.

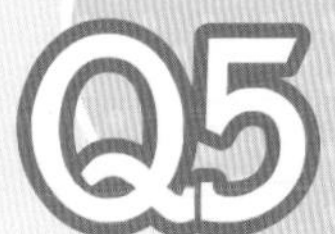

Q5 歯の喪失とともにおきる問題にはどんなことがありますか?

A **前歯の場合は見た目が悪くなり、奥歯の場合は噛みにくくなることが代表的な問題です。欠損を長期間放置すると、口腔の環境が悪くなり、さまざまな問題を生じる原因になります。**

解説 歯の喪失と共にまず起きる問題としては、前歯の場合は見た目が悪い、奥歯の場合は噛みにくいということがあります。では、歯の喪失をそのまま放置するとどうなるのでしょうか? 実は、たとえたった一本であっても、その後にさまざまな問題（図）が生じます。まず、反対側の歯（対合歯）が伸びる、隣の歯（隣在歯）が倒れてくる等の歯並びへの影響があります。こうした歯並びの乱れは、ブラッシングがしづらい不潔域を作り、むし歯や歯周病が発生・進行しやすい状況を作ります。 そして、ますます歯が喪失しやすい状況を作ることになります。

また、健全な咀嚼を営むためには、健康な歯周組織によって支えられた上下の歯列が正しく噛み合い、顎を動かす筋肉と顎関節が正しくはたらく必要があります。歯並びの乱れ（不正咬合）は、スムーズな顎の動きの妨げになり、咀嚼の効率を低下させるだけでなく、顎関節や筋肉への負担を大きくして、顎関節症の原因となることがあります。ただし、顎関節症には、噛み合わせだけでなく歯ぎしりや食いしばりなどの習癖も大きく影響していますので、噛み合わせだけが原因ではありません。 （小野高裕）

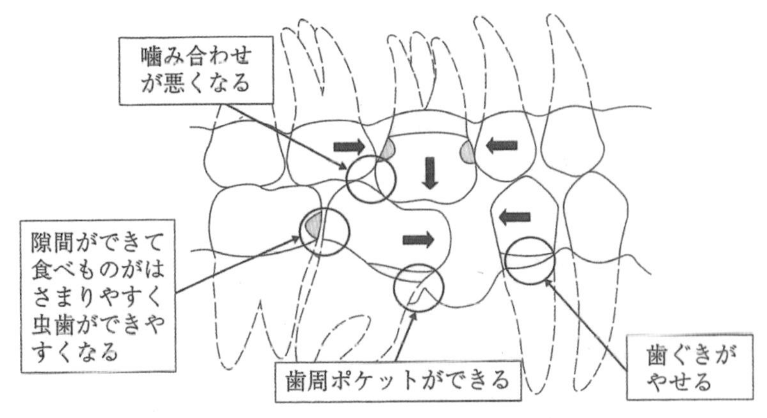

図　歯の喪失を放置することによって生じる問題
（矢印は歯が移動しやすい方向を示す）

健康長寿に必要なことは何でしょうか？

A　よい生活習慣、すなわち適切な運動と栄養摂取、そしてストレスフリーな生活です。

解説　健康長寿とは健康寿命と平均寿命の差をできるだけ短くする、つまり要介護状態の期間をできるだけ短くすることです。図は人間が年をとって要介護状態に陥るまでの自立度をパターン別にグラフにしたものです。男性の場合、10.9％の人は死ぬまで介護は不要で元気な状態を保っています。19.0％の人は60歳台で脳卒中などの何らかの病気を患って要介護状態になり、そのままお亡くなりになります。残りの約70％の人は70歳を超えたところから徐々に自立度が低下し、要介護状態になり死亡します。女性の場合は87.9％の方が70歳を超えたところから徐々に自立度が低下し、要介護状態になります。要介護状態をできるだけ短くするためには、脳卒中などの自立度を低下させるイベントの発生をできるだけ遅らせるということ、そして、自立度の下がり始める前の身体の状態をできるだけよい状態にしておくということになります。そのためには、活発な社会性を保ち、適切な運動と栄養摂取により筋肉量と活動習慣を保っておくこと、つまり健全な生活習慣を保つということになります。

（水口俊介）

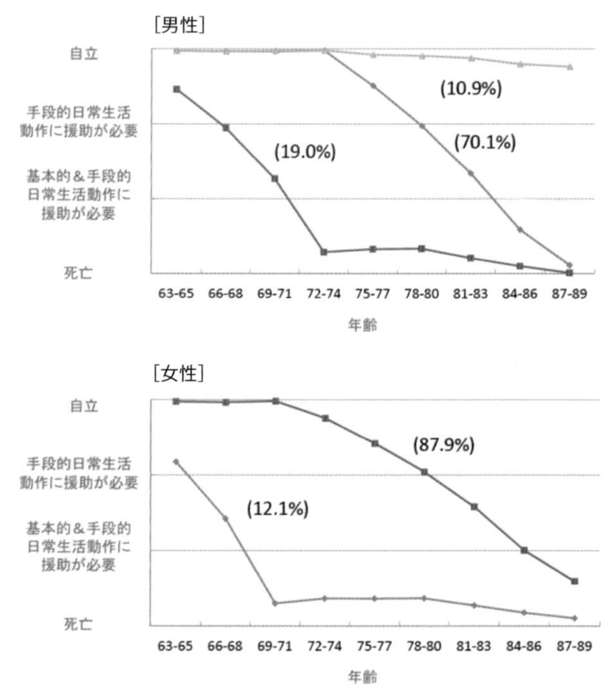

図　自立度の変化パターン －全国高齢者20年の追跡調査－

（秋山弘子：長寿時代の科学と社会の構想，科学，80(1)：59-64, 2010.）

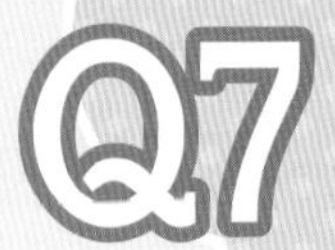

高齢者の食生活のポイントを教えてください。

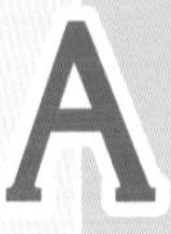

高齢者の栄養の問題には、過栄養だけではなく後期高齢者が陥りやすい低栄養があります。低栄養を予防するために、バランスのとれた食事を３食しっかりとり、とくに必要なたんぱく質が十分摂れているかをチェックすることが大切です。

解説　高齢者の栄養問題として、過栄養だけではなく、75 歳以上の後期高齢者の「低栄養」が挙げられます[1]。高齢者の疾病予防は重要ですが、健康障害に陥りやすい状態であるフレイルは、低栄養との関連が極めて高く、介護予防のためにもその予防は大切です。

食欲がなくなり、噛む力も弱まってくると食事の量が減ります。健康を維持するために必要なエネルギーやたんぱく質（図 1､2）をしっかり摂りましょう。低栄養の予防には、次の３つを心がけることが大切です。① ３食しっかり食べましょう。② １日２回以上、主食・主菜・副菜を組み合わせて食べましょう。③ いろいろな食品を食べましょう。

食欲がない時は、おかずを先に食べ、ごはんを残しましょう。　（桑野稔子）

文献

1）厚生労働省：日本人の食事摂取基準（2020 年版）日本人の食事摂取基準策定検討委員会報告書，2020.

2）厚生労働省：令和元年度食事摂取基準を活用した高齢者のフレイル予防事業　食べて元気にフレイル予防，2019. https://www.mhlw.go.jp/content/000620854.pdf

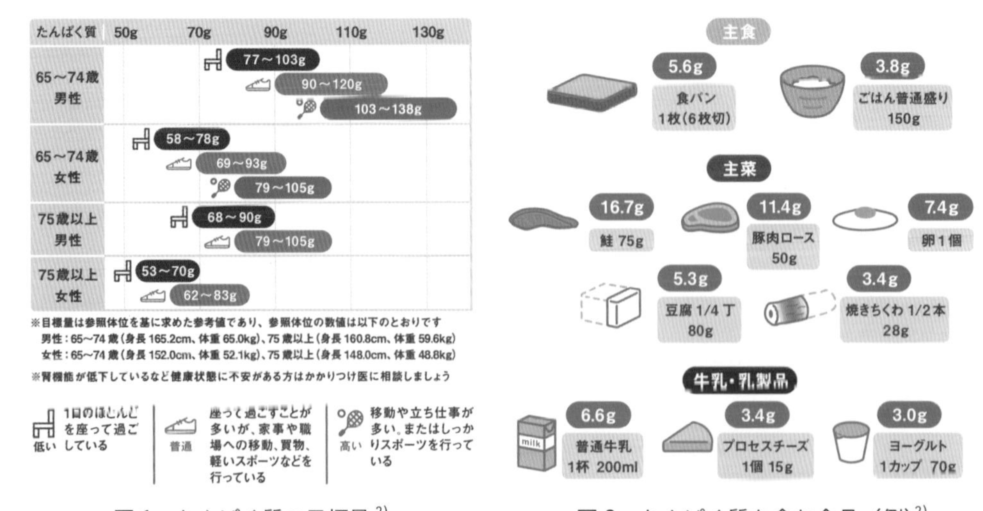

図１　たんぱく質の目標量[2)]

図２　たんぱく質を含む食品（例）[2)]

Q8 咀嚼障害の治療法を教えてください。

A 歯の喪失で食事が噛みにくくなった場合、歯科補綴治療によってすみやかな回復がはかられます。顎、口、顔面の運動低下が原因の場合、時間をかけたリハビリテーションが必要になります。

解説

咀嚼障害（噛みにくい、噛めない）の一般的な原因は、むし歯や歯周病による歯のダメージや喪失です。これに対する治療としては、冠、ブリッジ、義歯などの補綴物を用いて歯・歯列の形態と噛み合わせを回復する歯科補綴治療により、すみやかな回復がはかられます（図）。冠、ブリッジ、義歯は、基本的には保険医療に含まれていますが、材料や製作法によっては対象外になります。また、人工歯根を顎の骨に埋め込むインプラント治療は、健全な歯を削る必要がなく、通常の義歯と比較して高い咀嚼能力が得られることが特徴ですが、一部を除いて保険医療の対象外です。

一方、たとえ歯が健全であっても、三叉神経、顔面神経、舌下神経などの脳神経のまひによる感覚や運動の低下がある場合、咀嚼障害が起こります。たとえば、脳卒中の後遺症でまひ側の口の中の感覚が低下している場合、食物を触知できなくなり咀嚼がうまく進みません。また、高齢者が低栄養状態でサルコペニアになった場合や、長期間の療養で食事を口からとっていなかった場合、舌や顎の筋力が低下して咀嚼能力が落ちてしまいます。これらの場合には、原因疾患の治療とともに、時間をかけた段階的なリハビリテーション（食形態の調整や噛むための訓練など）が必要になります。（小野高裕）

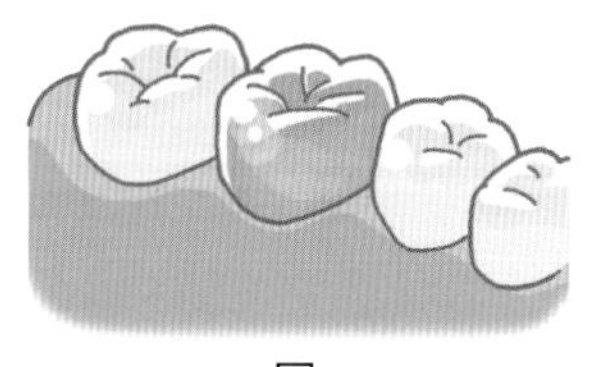

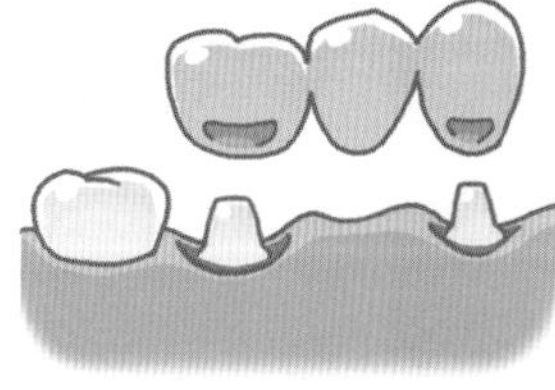

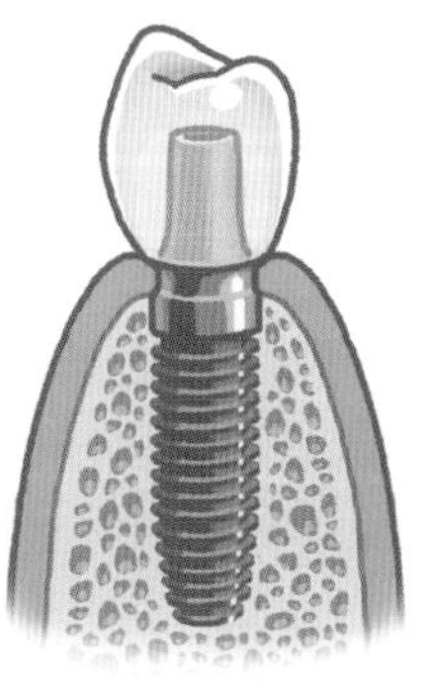

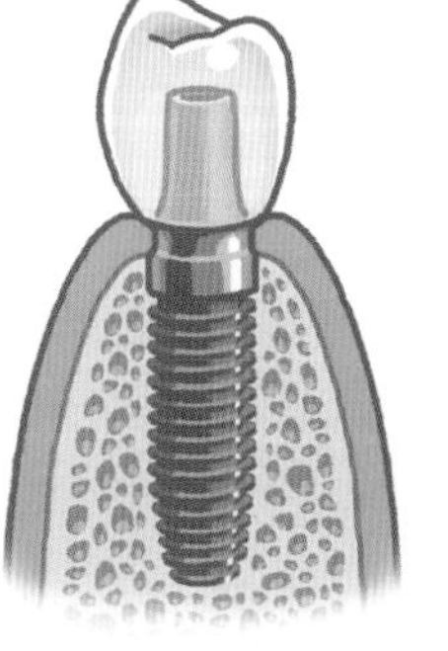

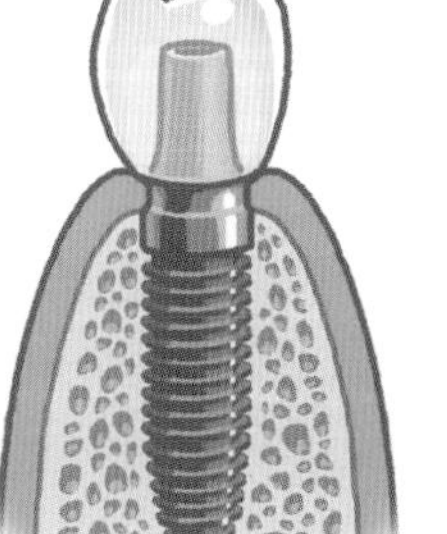

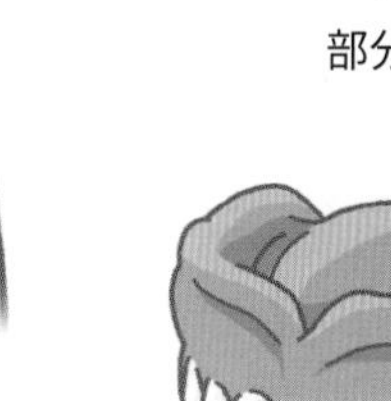

図　さまざまな補綴物

摂食嚥下障害の対処法にはどのようなものがありますか?

A 摂食嚥下障害の前兆であるオーラルフレイルに気づいたら、日頃から口の機能を鍛える、慎重に食べるなどを心がけましょう。また、摂食嚥下障害と診断された場合は、多職種によるリハビリテーションが必要になります。

解説　咀嚼機能や嚥下機能は、加齢と共に低下します。硬いものが噛めない、食べこぼす、お茶や水でむせるなどの自覚症状は、こうした機能低下の表れ（オーラルフレイル）です。こうした症状に気がついたら、日頃から口の機能を鍛える体操をしたり、慎重に食べるように心がけたりしましょう。

脳卒中、神経・筋疾患、口腔・咽頭がん、廃用などが原因で、咀嚼機能や嚥下機能が著しく低下して「摂食嚥下障害」と診断された場合は、専門的なリハビリテーションが行われます。「摂食嚥下リハビリテーション（リハ）」と呼ばれているこの分野では、さまざまな医療職、介護職、家族が関わるチームとしての取り組みが行われており（図1）、その中で歯科医療職は、口腔機能の診断・評価、口腔ケア、機能訓練、補綴治療などを担当します。

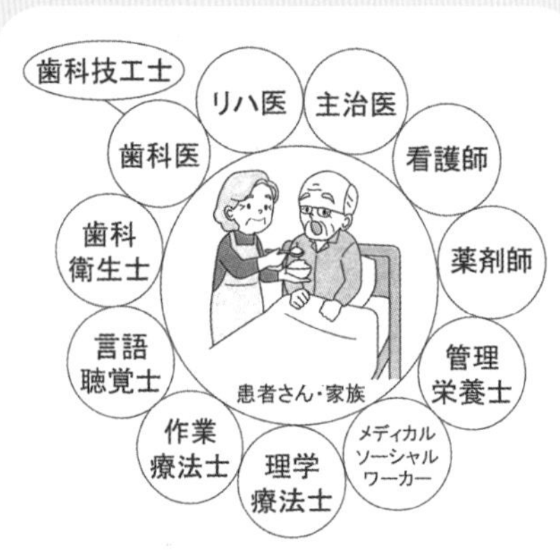

図1　摂食嚥下リハビリテーションに関わる職種

摂食嚥下リハにおける補綴治療には、より食べやすい形でリハができるように義歯を調整したり修理したりすること以外に、リハ用に特化した口腔内装置を作ることが含まれます。たとえば、手術で舌の一部が欠損した場合や舌の運動が弱くなった場合には、「舌接触補助床」（図2）が有効です。

（小野高裕）

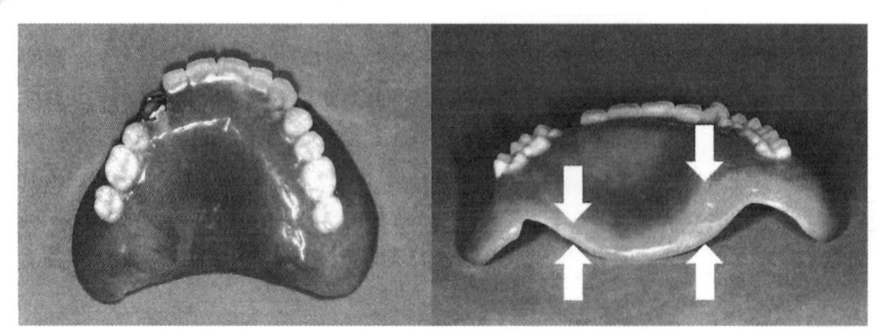

舌の働きが低下した症例に対して、上顎の義歯の口蓋部分の厚みを矢印のように調整することによって、会話や食事に必要な舌と口蓋との接触を確保する。

図2　舌接触補助床（PAP）

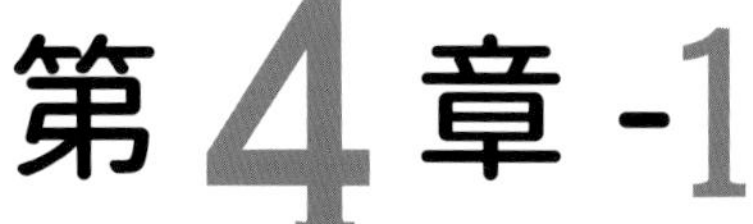

第4章-1

咀嚼の効能とは

～体との関係～

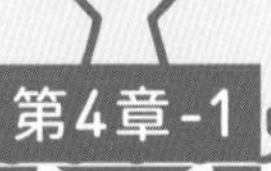

よく噛むことにより食物のおいしさを感じられるようになり、食後の血糖値の上昇を抑え、脳活動に影響をし、認知症を予防する可能性があります。また、咀嚼筋（噛むことに使う筋肉）は全身運動に関与しています（図）。

咀嚼は全身の機能と関連しており、咀嚼を行うことによって様々な効果があります。

1 食品のおいしさ

固体の食品は、口に入れただけでは味がしません。口の中でよく噛んで食品が砕かれることにより、味成分が放出され、唾液と混ざり合い、舌の表面にある味受容器に触れて初めて味がします。

まずい食品（苦い薬など）は、なるべく噛まずに丸のみして、味を感じないようにして飲んでしまいますよね。よく噛まずに飲み込んでしまうと食物のおいしさが感じられません。よく噛んで食品のおいしさを味わってください。

2 血糖値

われわれは、ご飯、パンや麺など炭水化物を食べます。炭水化物の糖分は、消化器（胃や腸など）で消化し吸収されてグルコース（ブドウ糖）になり、血液中に入って体のエネルギーになっていきます。その血液中のグルコースの濃度を血糖値といいます。血糖（血液中のグルコース）はインスリンという膵臓から出るホルモンにより、一定の範囲におさめられています。糖尿病になるとこのインスリンが十分に働かないために、血糖が増えてしまいます。

食事をするときによく噛むことによってインスリンが多く分泌され、それによって食後の血糖値が早く下がる効果があります。

3 脳活動と認知症

脳の病気や障害など様々な原因により、認知機能が低下し日常生活全般に支障が出てくる状態を認知症といい、高齢になるにつれて認知症のリスクが上がることが知られています。

この認知機能と残っている歯の本数に関して様々な研究が行われており、歯が 20 本以上ある人と歯がほとんどなく入れ歯も使っていない人を比べると、歯がほとんどなく入れ歯も使っていない人のほうが認知症になる危険性が 1.9 倍高い結果となりました。これだけ聞くと「歯がなくなると認知症になる確率が上がってしまうのか…」と考えてしまうかもしれませんが、歯がなくなっても入れ歯を使用していれば、認知症のリスクを抑制できることもわかっています。

歯を失ってしまった場合でも、適切な入れ歯を作り、歯や入れ歯でしっかりと食物を噛めるようにすることが認知症の予防につながります。

4 咀嚼筋と全身運動

全身的な瞬発力が発揮されるようなスポーツ動作（全力でボールを打つ、投げる、蹴るなどの全身運動）のときに、咀嚼筋は手足の筋肉と同調して活動していることがわかっています。

（金澤　学）

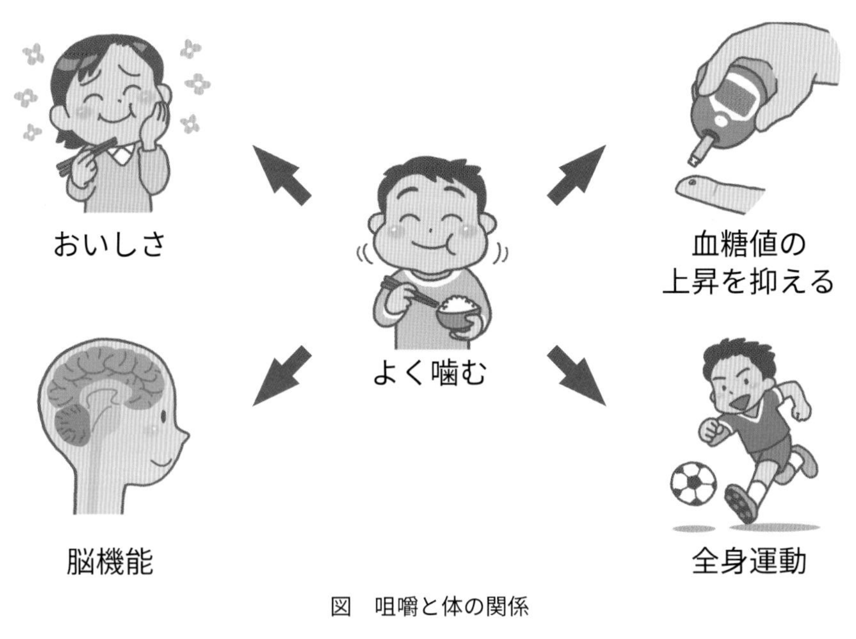

図　咀嚼と体の関係

よく噛むことが糖尿病の予防になるのですか？

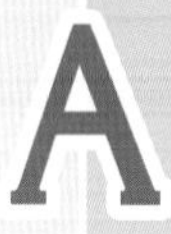

よく噛むことが糖尿病の予防になるかは明らかではありませんが、よく噛むことが食後の血糖値の上昇を抑える効果があるといわれています。

解説

病気のない健康な方を対象とした、食事の咀嚼回数と血糖値の関連性を調べた研究では、1口あたりの咀嚼回数が40～50回で食事を行ったときの方が、10～15回で食事を行ったときと比較して、食後の血糖値の上昇が低かったという結果が報告されています（図）[1,2]。また、食後の空腹感についても40～50回で食事を行ったときの方が低かったという報告もあります。一方で、糖尿病の方を対象とした場合では、1口あたりの咀嚼回数が増えても、変化が認められなかったという報告もあります[1～3]。

まだ研究の数自体が少ないので、もっと研究数を増やしていく必要がありますが、よく噛んで食事を行うことは、食後の血糖値の上昇を抑える効果がある可能性があると考えられます。

（金澤　学、駒ヶ嶺友梨子）

文献

1) Madhu V, et al. :Mastication Frequency and Postprandial Blood Sugar Levels in Normoglycaemic and Dysglycaemic Individuals: A Cross- Sectional Comparative Study, J Clin Diagn Res, Jul;10(7):OC06-8, 2016.
2) Suzuki H, et al. :Effects of thorough mastication on postprandial plasma glucose concentrations in nonobese Japanese subjects, Metabolism, Dec;54(12):1593-1599, 2005.
3) Zhu Y, et al. :Increasing the number of masticatory cycles is associated with reduced appetite and altered postprandial plasma concentrations of gut hormones, insulin and glucose, Br J Nutr, Jul 28;110(2):384-390, 2013.

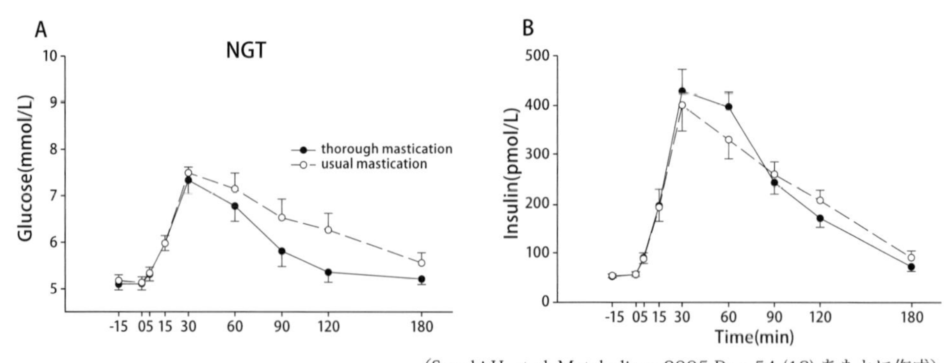

（Suzuki H, et al. Metabolism. 2005 Dec; 54 (12) をもとに作成）

図　ハンバーグと米飯からなる食事を、通常での咀嚼（○：スプーン1杯10秒間×16杯）と咀嚼回数を増加させた咀嚼（●：スプーン1杯30秒間×16杯）における各時点でのグルコース（A）とインスリン（B）濃度。咀嚼回数が多い方がインスリンの分泌が多くなるため、グルコースの分泌が抑えられ、早く減少する。

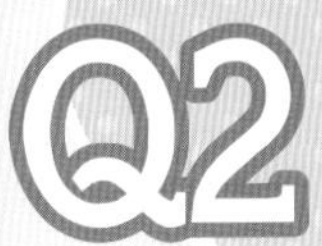

Q2 噛むことと認知症の関係はありますか？

A アルツハイマー病などの認知症の発症と、歯の喪失、残っている歯の数（現在歯数）との関係が報告されています。つまり、よく噛むことは、脳活動に影響を及ぼすと考えられています。

解説 代表的な認知症の原因疾患の１つに、アルツハイマー病があります。ある研究ではアルツハイマー病の危険因子として、心理的・肉体的に不活発な状態、頭部外傷の既往、低学歴と並んで歯の喪失があげられています[1)]。海外の報告では、残っている歯の数が19歯以下の人は20歯以上の人と比較して、認知機能の低下と認知症発症のリスクがいずれも約２割高くなるとされています[2)]。また愛知県の高齢者を対象として、現在歯数、義歯の使用状況と４年後の認知症発症との関係を調べた報告があります[3,4)]。その報告によると、年齢や生活習慣の影響を排除しても、歯がほとんどなく義歯を使用していない人は現在歯数が20歯以上の人と比較して認知症発症のリスクが1.85倍高かったとされています。しかしその一方で、歯がほとんどなくても義歯を使用していれば、そのリスクを約４割抑制できるともされています（図）。また、よく噛むことに関連して、歯根膜（歯の根の部分と骨をつなぐ靭帯）の感覚が認知機能を司る前頭前野という領域に影響を及ぼすことも報告されています[5)]。

（後藤崇晴、市川哲雄）

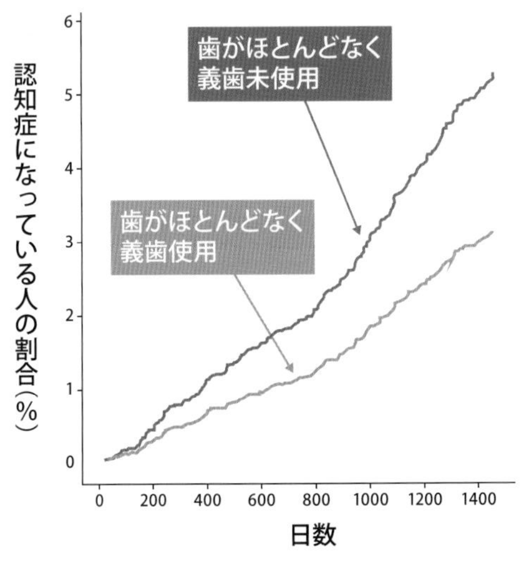

図　義歯の使用状況と４年後の認知症発症との関係（文献3），4）より改変）

文献

1) Kondo K, et al. :A case-control study of Alzheimer' s disease in Japan-significance of life-styles, Dementia, 5(6)：314-326, 1994.
2) Cerutti-Kopplin D, et al. :Tooth loss increases the risk of diminished cognitive function: a systematic review and meta-analysis, JDR Clin Trans Res, 1(1)：10-19, 2016.
3) Yamamoto T, et al. :Association between self-reported dental health status and onset of dementia: a 4-year prospective cohort study of older Japanese adults from the Aichi Gerontological Evaluation Study (AGES) Project, Psychosom Med, 74(3)：241-248, 2012.
4) 歯とお口のことなら何でも分かるテーマパーク8020：8020 現在歯数と健康寿命　全身との関わり．https://www.jda.or.jp/park/relation/teethlife.html；［アクセス日　2022年5月23日］
5) Higaki N, et al. :Periodontal tactile input activates the prefrontal cortex, Sci Rep, 6：36893, 2016.

よく噛むことが認知症の予防になるのですか？

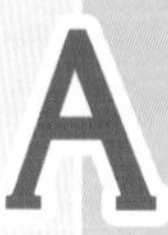

歯を大切にし、何でも食べられることが認知症の予防につながります。また、歯を失ってしまった場合でも、入れ歯を入れて噛めるようにすることが認知症の予防につながります。

解説

厚生労働省研究班の行った調査によると、大人の歯は全部で 28 本（親知らずを入れると 32 本）ありますが、歯が 20 本以上ある人と、歯がほとんどなく入れ歯も使っていない人を比べると、歯がほとんどなく入れ歯も使っていない人のほうが認知症になる危険性が 1.9 倍高い結果となりました。一方、歯の少なくなってしまった人でも入れ歯を使っている場合は認知症になる危険性はあまり上昇しませんでした。歯がなくなっても入れ歯を使って噛む能力を維持することが、認知症の予防に役立っていると考えられます。

歯を失い、入れ歯も使わないと噛む能力は非常に低下します。食べられる食品の種類は限られ、栄養のバランスが悪くなります。噛むという動作は脳を刺激し、脳の活動を盛んにするといわれていますが、よく噛めないと脳への刺激も少なくなります。さらに、歯周病が認知症の発症に関係していることも最近わかってきました。歯科を定期的に受診して、噛む能力を維持すること、歯周病やむし歯があれば早く治療を受けることが認知症予防に役立ちます（図）。

（豊下祥史、越野　寿）

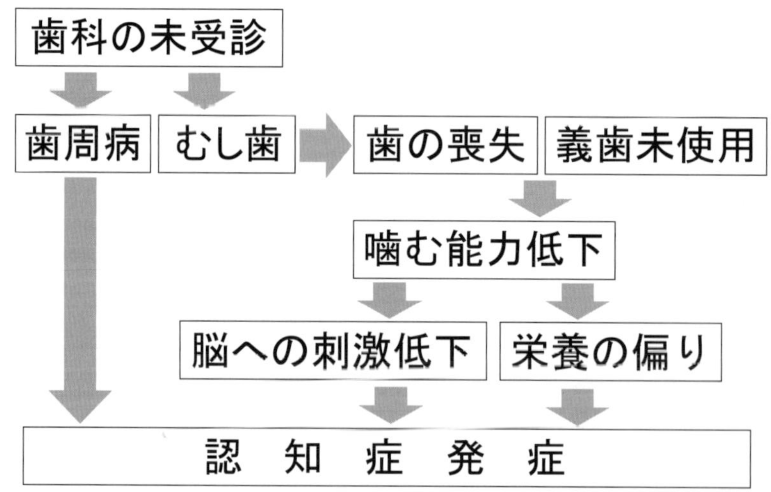

図　口が関係する認知症発症までの予想経路。すべての仕組みが解明されているわけではないが、これらの関係性が多くの研究から報告されている。
（日本口腔インプラント学会誌「歯科から考える認知症予防への貢献」より改変）

咀嚼するときに働く筋肉（咀嚼筋）は、スポーツ時の運動機能と関係があるのですか？

A

全身的な瞬発力が発揮されるようなスポーツ動作（全力でボールを打つ、投げる、蹴るなどの全身運動）のときに、咀嚼筋は手足の筋肉と同調して活動していることがわかっています。スポーツにおける全身運動に咀嚼筋が関与しているといわれています。

解説

従来より、全身運動の際には咀嚼筋も活動するといわれていましたが、必ずしも科学的根拠は示されていませんでした。そこで、プロ野球選手、オリンピック出場経験のあるバレーボールおよびハンドボール選手、そしてプロサッカー選手の協力を得て、スポーツにおける全身運動時の咀嚼筋の活動状況を調べてみました[1～3]。その結果、野球では選手全員に全力でのバッティング時およびピッチング時に明らかな咀嚼筋の活動が認められました。バレーボールおよびハンドボールにおいても、選手全員に全力でのスパイク時およびシュート時に明らかな咀嚼筋の活動が認められました。サッカーでは、ほぼすべての選手においてシュート（キック）時の強弱に同調して咀嚼筋の活動も強弱と変化し、全力でキックしているときの足の筋肉は咀嚼筋と連動して活動していることがわかりました（図）。つまり、スポーツにおける全身運動に咀嚼筋が関与している可能性は高く、咀嚼筋と運動能力とは密接に関連していると考えられます。 （大川周治）

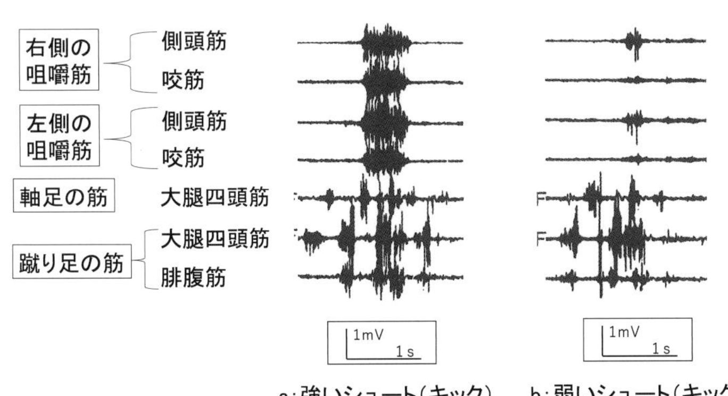

図　シュート時に生じる咀嚼筋の活動[2)]

a：プロサッカー選手による「強いシュート（キック）」時の筋電図、b：プロサッカー選手による「弱いシュート（キック）」時の筋電図。横線が時間の経過、縦線の長さが筋活動の大きさを表しています。サッカーボールを蹴るときの力が強いと咀嚼筋筋活動は強く（縦線の長さが長く）、蹴るときの力が弱いと咀嚼筋筋活動も弱く（縦線の長さが短く）なりました。

文献

1）大川周治，ほか：咀嚼筋機能に関するスポーツ医学的解析ーバレーボール及びハンドボール選手の場合ー，顎機能誌，1: 33-44，1994.

2）大川周治，ほか：咀嚼筋機能に関するスポーツ医学的解析ープロサッカー選手の場合ー，顎機能誌，1: 165-173，1994.

3）大川周治：咀嚼筋筋活動とスポーツにおける全身運動との関連性，共済医報，46: 34-40，1997.

Q5 噛むことで生じる味について教えてください。

A **固体の食品は口に入れただけでは味がしません。噛んで砕かれることにより、味成分が放出され、唾液に溶け、舌の表面にある味受容器に触れて、初めて味がします。よく噛まずに飲み込むと食物のおいしさが感じられません。**

解説 ここでの「味」とは日本人が日常的に使っている「味」、フレーバーのことで、食品に含まれている成分の化学的な刺激で知覚されるものです。一方、食品のもつ物理的な刺激、すなわち力や大きさ、温度、音などにより「食感」、テクスチャーが知覚されます[1)]。フレーバーとテクスチャーは食物のおいしさを決定する因子です。

私たちが食物を食べるときには、一口(ひとくち)大の食品が口に入れられ、咀嚼し嚥下が行われます。口腔内に食物が留まるのは、水のような液体で 1 秒程度、ゼリーのようなやわらかい固体で 10 秒程度、とても硬い固体であってもせいぜい 100 秒程度です[1)]。このとき、無意識のうちにもっとも適した食べ方が選ばれます。すなわち、液体なら直ちに飲み込まれ、固体なら歯で噛み砕いたり舌で押し潰されたりして、嚥下できる状態にまで加工されます。このとき、フレーバー成分が放出され、味覚や嗅覚を刺激し、「味」を生じさせます。図に示したように、固体状食品の味は咀嚼を始めてから出現し、嚥下の後もしばらく持続します。咀嚼すると、一噛みごとにテクスチャーとフレーバーが変化し、食物を味わうことができます。多様な食物をよく噛んで、ゆっくりおいしさを楽しみましょう。

（神山かおる）

文献

1）Kohyama K：Oral sensing of food properties, Journal of Texture Studies, 46: 138-151, 2015.

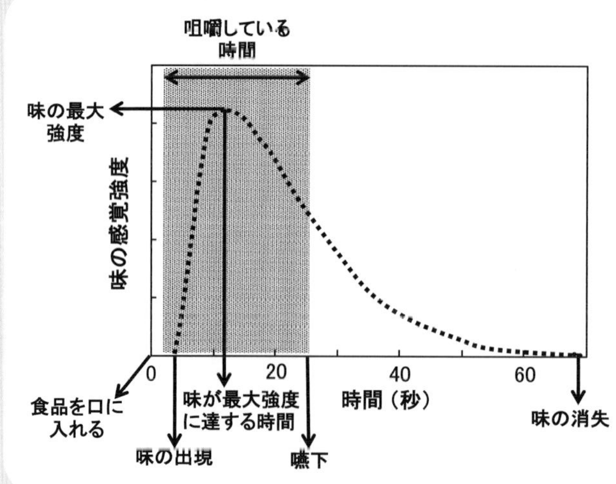

図　固体状食品の咀嚼によって感じる味の強さ

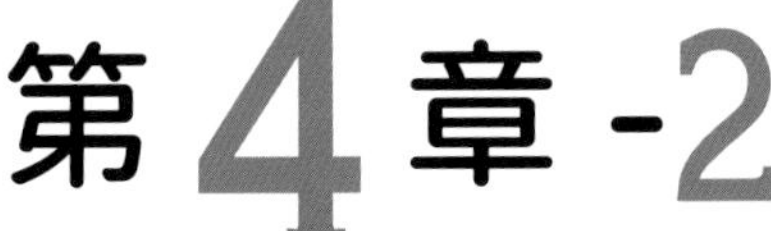

咀嚼の効能とは

～生涯を通しておいしく食べるには～

第4章-2

咀嚼は幼児期に獲得され、生涯を通じて食事を楽しみ栄養を摂取するために必要なものです。その間に噛めない、食べられないといった問題が起こった場合、様々な方法で咀嚼の力を回復することが望まれます。

咀嚼の力は、離乳期から獲得が始まります。歯ぐきですりつぶす動きを学習しながら、舌や頬、顎を動かす複雑な機能を身につけていきます。そして、歯が生えそろい臼歯でしっかり噛む感覚や力を覚えていきます。しかし、全身の機能が衰えるのと同様に、加齢や病気によって噛む力が低下する、舌や頬、唇がうまく動かなくなる、歯を失ってうまく噛めなくなるといった問題に直面することも多くあります。

そのような場合でも、噛む力や動きをエクササイズ（リハビリテーション）で回復する、歯科医院での治療で歯ならびを少しでも元に戻す、食事を工夫して食べやすいものを選択するなどの対策があります。これにより、生涯の楽しみのひとつである食事を続けてしっかりと栄養を摂れるようにすることが大切です。

1　噛むことと全身の健康との関連

幼児期では、運動機能や知的な発達とともにすりつぶし機能、咀嚼機能が獲得されていきます。そして噛めるものが増えていき食事の幅が広がることで、バランスのよい食事や栄養素を体に取り込むことができるようになります。反対に、咀嚼がしっかりできなくなると食べられる食品が減少し、食事の多様性が失われていきます。さらには、歯が少ない人では死亡率が高い、特に心疾患による死亡率が非常に高くなることが知られており、歯の数や咀嚼機能は寿命にも影響するといえます[1)]。この理由はやはり食事摂取の多様性にあると考えられます。つまり、多くの歯を失い、さらに義歯を使わない状態では咀嚼が十分にできず、繊維質が多い野菜や果物の摂取量が減ることで栄養バランスが崩れることが病気や寿命に影響していると考えられます（表）[2)]。

表　咀嚼機能が低下すると摂取が難しい栄養素・食品の比較[2)]

栄養素	食品群
①ビタミンA	①種実
②ビタミンC	②肉
③脂質	③果実
④カルシウム	④海藻
⑤鉄分	⑤緑黄色野菜

2 咀嚼の力が落ちたときの回復する手段

咀嚼する、噛む力が落ちたときも様々な方法で悪影響を減らす方法があります。自分の歯をしっかり守るために日ごろからのお口のケアが大切ですが、歯の数が減ったときには義歯を入れるのも大切です。顎の力をしっかり使って食品を細かく砕くためにも、奥歯がしっかりあること、噛み合うことがまずは重要になります。

そして、舌や口唇、頬などの器官も協調して動く必要があります。50歳代以降くらいから舌や口唇の動きが徐々に低下してきますので、体のエクササイズと同じように口のエクササイズも行うことが望まれます（図）。飲み込む動きと関連する呼吸、首や肩の動きを刺激する体操や、舌や口唇、頬の動きと声を出す動きを含むエクササイズで口の機能を保つよう心がけましょう。

また、様々な食品は硬さだけでなく繊維の強さ、ばらけやすさといった性質によっても噛みやすさが変わります。さらに、バランスのよい栄養素を摂るためには食品ごとの性質や特徴も知っておくとよいでしょう。このような点は、管理栄養士の方々からアドバイスをもらえることが多いため、いろいろな職種がチームを組んで咀嚼や食事の問題を解決することをお手伝いしています。

（大岡貴史）

文献

1）池邉一典：咬合・咀嚼は健康長寿にどのように貢献しているのか一文献レビューを中心に一，日補綴会誌，4：388-396，2012.
2）本川佳子：高齢期の栄養と口腔機能の関わり，エイジングアンドヘルス，28：14-17，2019.

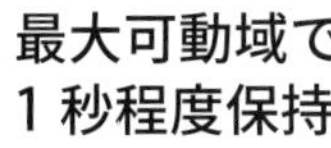

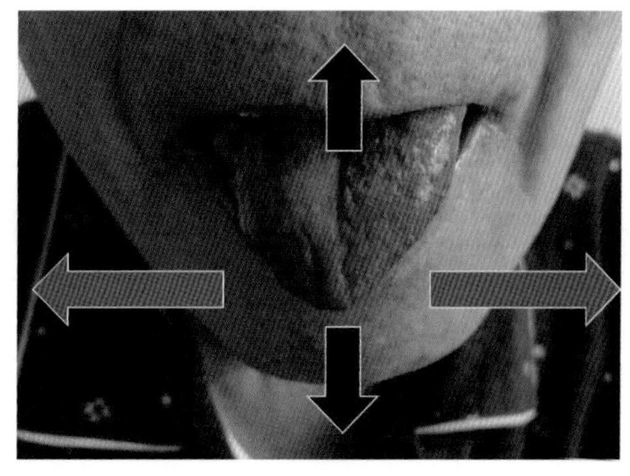

図　舌運動のエクササイズ例

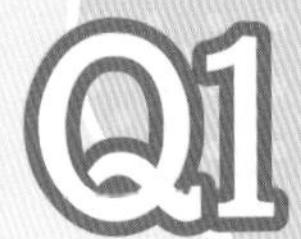

Q1 小児の全身発達と咀嚼との関係はありますか?

A 身体発育と咀嚼をはじめとした口腔機能の発達は密接に関係しています。特に、立位がとれる（立てる）くらいの運動機能を獲得する段階になると、咀嚼する力も向上してきます。

解説　哺乳の期間は未定頸の状態でも飲み込めますが、固形食を摂取するにはしっかりした力が必要になります。具体的には、舌と口蓋で食物を押しつぶす、歯ぐきで食物をすりつぶす、そして舌で食物をのど（咽頭）に送りこむ動きです。この動きを獲得するには頸部の筋力や舌、顎を意識的に動かす必要があります[1)]。

咀嚼がしっかりできない場合、「座位や立位がとれるか」を見る必要があります。上体を安定させることで口の中に食べ物をためておくことができ、その間にすりつぶしや咀嚼を行います。そして、体の筋力向上とともに咀嚼する筋肉も発達していき、硬い食物も歯ぐきや歯でつぶすことができてきます。図のように、定頸から座位、立位が取れるにしたがって口の機能も発達していき、座位が取れる頃に舌での押しつぶし、さらには咀嚼（歯ぐきによるすりつぶし）が獲得されます[2)]。これは障がいがある幼児の場合でも同様です[3)]。

食べる機能は口まわりの発育だけで獲得されるものではなく、運動機能や知的理解の発達などとともに咀嚼も獲得されていきます。全体の成長発達を見て、食べ方の獲得や変化を見ていきましょう。

（大岡貴史）

文献

1）厚生労働省編：授乳・離乳の支援ガイド，厚生労働省，2019.

2）向井美惠：お母さんの疑問にこたえる乳幼児の食べる機能の気付きと支援，医歯薬出版，2013.

3）大岡貴史，ほか：障害児の摂食機能障害と粗大運動発達との関連性について，障歯誌，26：648-657，2005.

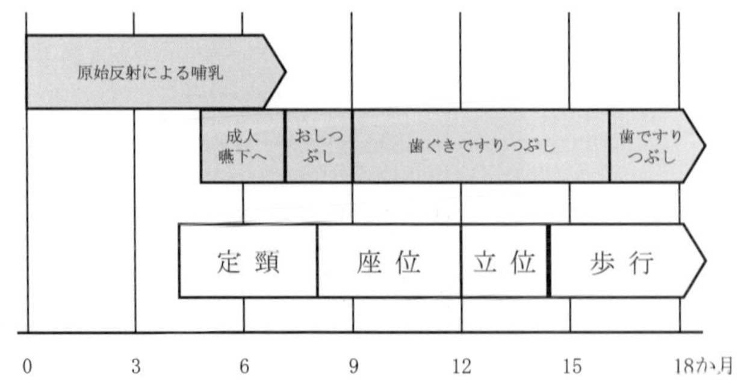

図　粗大運動と食べる機能の発達の関連（文献2）を参考に作成）

義歯を入れることと全身の関係はありますか？

A　義歯を入れることにより咀嚼機能が回復され、硬く噛みにくい食品を避けることがなくなり、摂取する食品の多様性が確保されます。すると、摂取する栄養のバランスがよくなり、さまざまな病気にかかるリスクが下がります。

解説

多くの歯を失った人は栄養状態が悪化し、致死リスクが高くなるという報告が多くあります。野菜（特に緑黄色野菜）や果物の摂取が低下すると、虚血性心疾患（狭心症や心筋梗塞）、糖尿病にかかり、致死リスクが高くなるという報告も多数あります。歯がないのに義歯を入れないでいた人は致死リスクが高くなるという報告も多数あります。つまり、多くの歯を失ったのに義歯を入れないでいると、食品摂取がうまく行われず、野菜や果物の摂取が低下し、病気による致死リスクが増大するというストーリーが成り立ちます（図上段）。

では義歯さえきちんと入れれば栄養状態はよくなるのでしょうか（図中段）。義歯を入れるだけでは栄養状態は改善せず、栄養士や栄養のパンフレットによって栄養指導を併用すると栄養状態が改善したという報告が多くあります（図下段）。つまり義歯によって食べる能力を得るだけでなく、何を食べるべきかという知識が必要なのです。

義歯を入れることによって、バランスのよい食生活を営み、臆することなく友達や社会のコミュニティの中で活動することが口腔リテラシー（口腔の健康への関心度）をアップさせ、オーラルフレイルを予防し、フレイルや要介護に陥ることを防いでくれるのです。

（水口俊介）

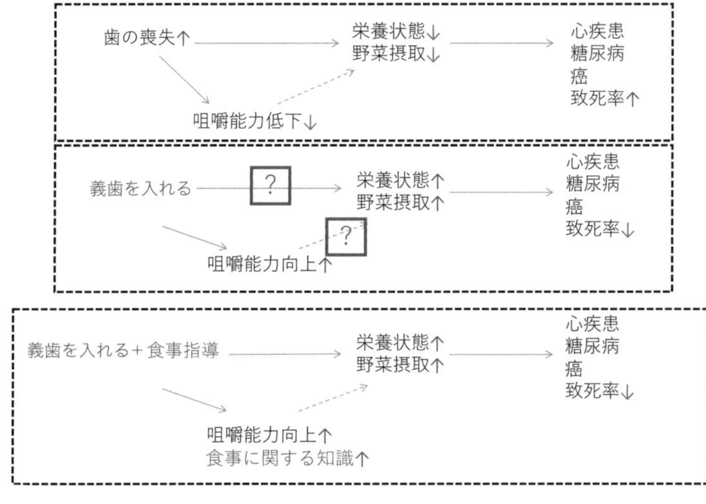

図　義歯だけでなく食事の知識が必要

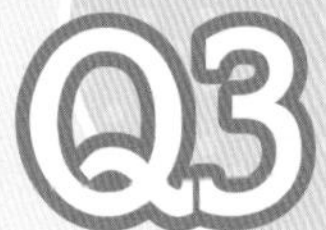

よい入れ歯を入れると噛みやすくなりますか？

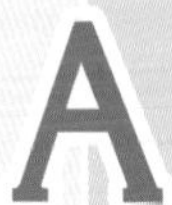

噛みやすく、うまく食べられるようになります。ただし、よい入れ歯を入れても噛む力は健康な歯のある人と比べると弱くなります。

解説　失った歯や骨を補うために口の中に入れる人工の装置が入れ歯です（図 1）。これは失った歯や骨などの形態を回復するとともに、物を食べたり、会話をしたりする機能を回復します。

物を食べたり会話をすると、下顎（あご）が動くだけでなく、口の中の粘膜も動きますので、その動きに調和した形の入れ歯を入れなければなりません。形が悪いと入れ歯が動き（ガタツキ）、口の中の粘膜に痛みや炎症が生じることもあります。

健康な歯が多く残っていれば問題なく噛むことができますが、歯をすべて失ってもよい入れ歯を入れていると、うまく噛めるようになることが多いです。ただし、入れ歯（義歯）は、義足などと同様にうまく機能するようになるためには繰り返しの調整が必要です（図 2）。入れ歯がよくない場合には、歯科医院を訪ね、噛めるようにしてほしいと頼んでください。

歯を失い、それをそのままの状態にしてしまうと噛む能力が落ちてしまうことが明らかになっています。歯を失わないように努力するとともに、もし失ってしまったら放置せず、正しい入れ歯を入れてもらうことが大切です。

（志賀　博）

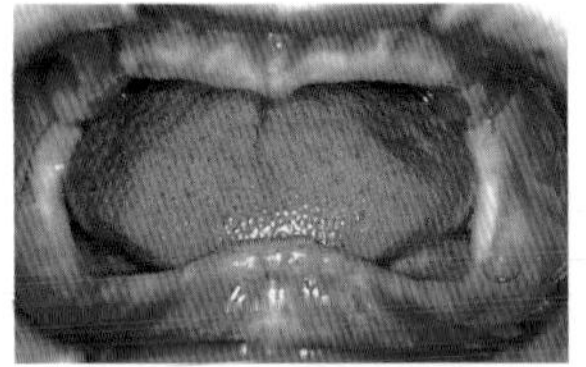
歯を失った口腔内（無歯顎）

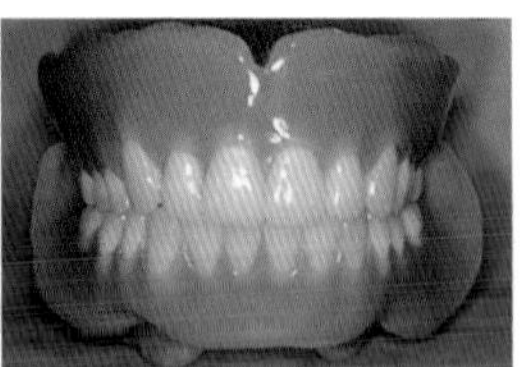
調和のとれた総入れ歯（総義歯）

図 1　無歯顎の口腔内と調和のとれた総義歯

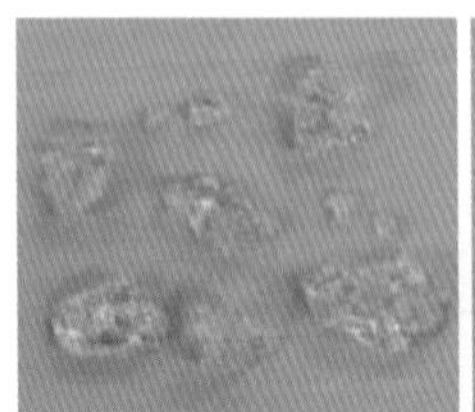
治療前，61 mg/dL

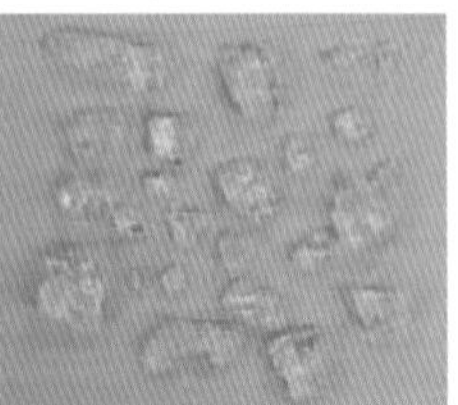
治療（調整）後，142 mg/dL

咀嚼能力

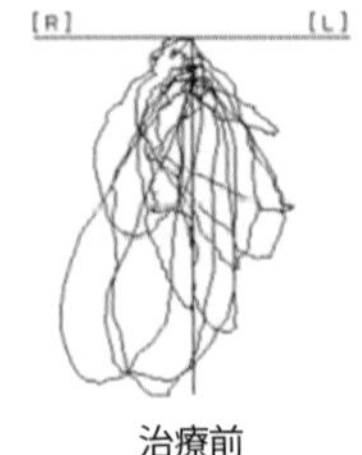

治療前

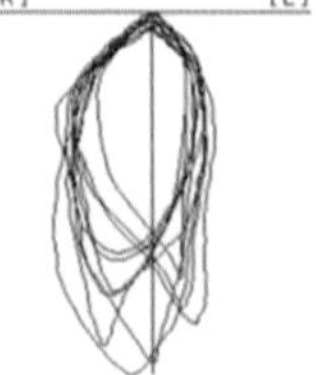

治療（調整）後

咀嚼運動

図 2　義歯治療前後の噛む（咀嚼）能力と咀嚼時の下顎運動（咀嚼運動）

Q4 通常の運動にはエクササイズプログラムというものがありますが、口のエクササイズのプログラムはありませんか？

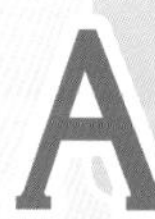

A 目的に応じたエクササイズ方法があります。

解説

口の動きにも筋肉や関節が関係しますので、体の他の部分と同様に、エクササイズを行えばきちんと効果が出ます。食べる、話す、呼吸する、飲み込む等の口の機能には、脳や神経、首、肩、口の周りの筋肉、唾液腺、舌などが関わっています。

病気や加齢で口の機能が低下し、これらがスムーズに行えなくなると、QOL（Quality of life; 生活の質）が低下しますし、食べ物が間違えて気管に入ってしまうと肺炎の原因になります。口の機能を高めるエクササイズのひとつが嚥下体操です。いろいろな施設で嚥下体操が行われていますが、いずれも、ほぼ同じ要素、すなわち呼吸、首や肩の動き、頬の動き、舌の動き、発音を刺激する運動を含んでおり、このエクササイズで口の機能を総合的に刺激することができます。

一例として、徳島大学歯学部で考案された咀嚼機能、嚥下機能を高める健口体操をご紹介します（図）。

（渡邉　恵　市川哲雄）

くっぽちゃんの
けんこうたいそう
健口体操
おいしく安全に
食べるための体操です。
一緒にやってね
1 まず深呼吸から
すって
はいて
2 首の運動です
みぎ
ひだり
うえ
した
まわして みぎに ひだりに
3 つぎは肩の運動です
あげて
さげて
4 頬の運動です
ほほをふくらませましょう
プクッ
プクッ
プクッ
ほほをすぼめましょう
プクッ

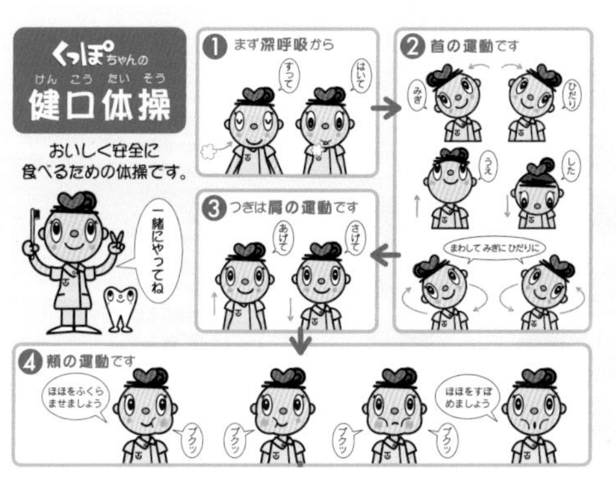

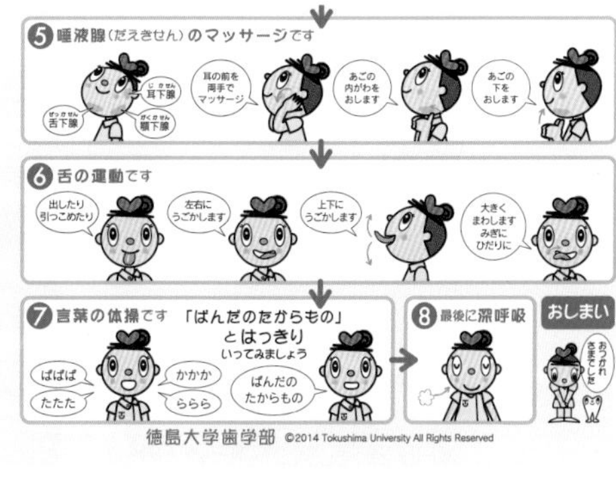

図　健口体操

咀嚼の回復に有効な訓練がありますか?

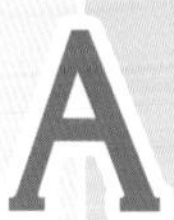

最も効果的な方法は、日常の食事の際にたくさん咀嚼することです。専門的な訓練では、ガムやさきいかなどを用います。

解説 脳や神経の病気などで筋肉の麻痺や筋力が衰えてくると、うまく咀嚼できなくなることがあります。例えば、脳梗塞で口が半分しびれた状態になると、うまく食べ物を上の歯と下の歯の間に運ぶことが難しくなります。また、むし歯や歯周病で歯を失ったとき、入れ歯をせずに長い間放置すると、やわらかいものばかり食べることで筋肉が弱ってしまうこともあります。

咀嚼の回復には、歯科治療で歯を取り戻し、「多めに筋肉を使う咀嚼」をお勧めします。これには、咀嚼する回数を意識して増やすことや、少し疲れを感じる程度に硬い食べ物を咀嚼するのがよいようです。

咀嚼で困っている人が安全に食事をとるため、食べ物の大きさや硬さを工夫する必要があります。一例として、農林水産省は、咀嚼や嚥下の能力に応じた「スマイルケア食」という基準を作りました(図)。専門家と相談しながら、個人の咀嚼の状態に応じて、やわらかすぎないけれど安全な食事でしっかり食べ続けていくことが日常で一番の咀嚼訓練といえます。

また専門家は、ガムやさきいかといったよく噛まなければならない食品をリハビリテーションに使う場合もありますが、噛み方や噛む回数などの個別の指導が必要です。

(森　隆浩、吉田光由、津賀一弘)

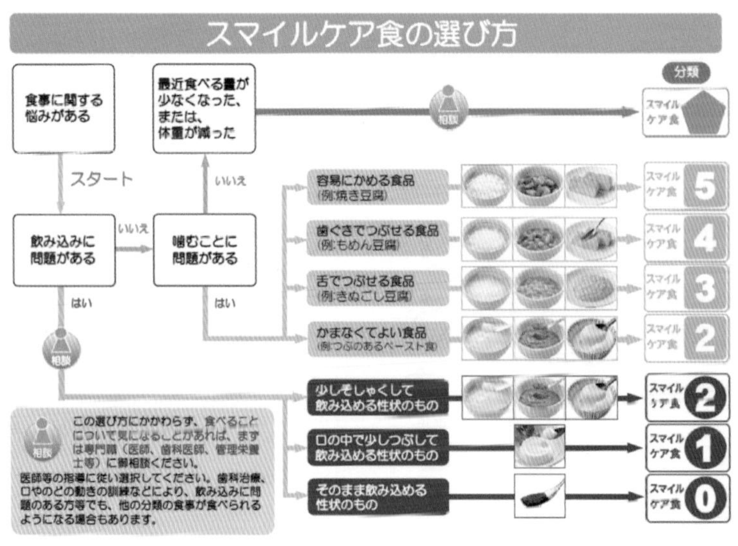

図　スマイルケア食(農林水産省)

第5章

咀嚼と食べ物

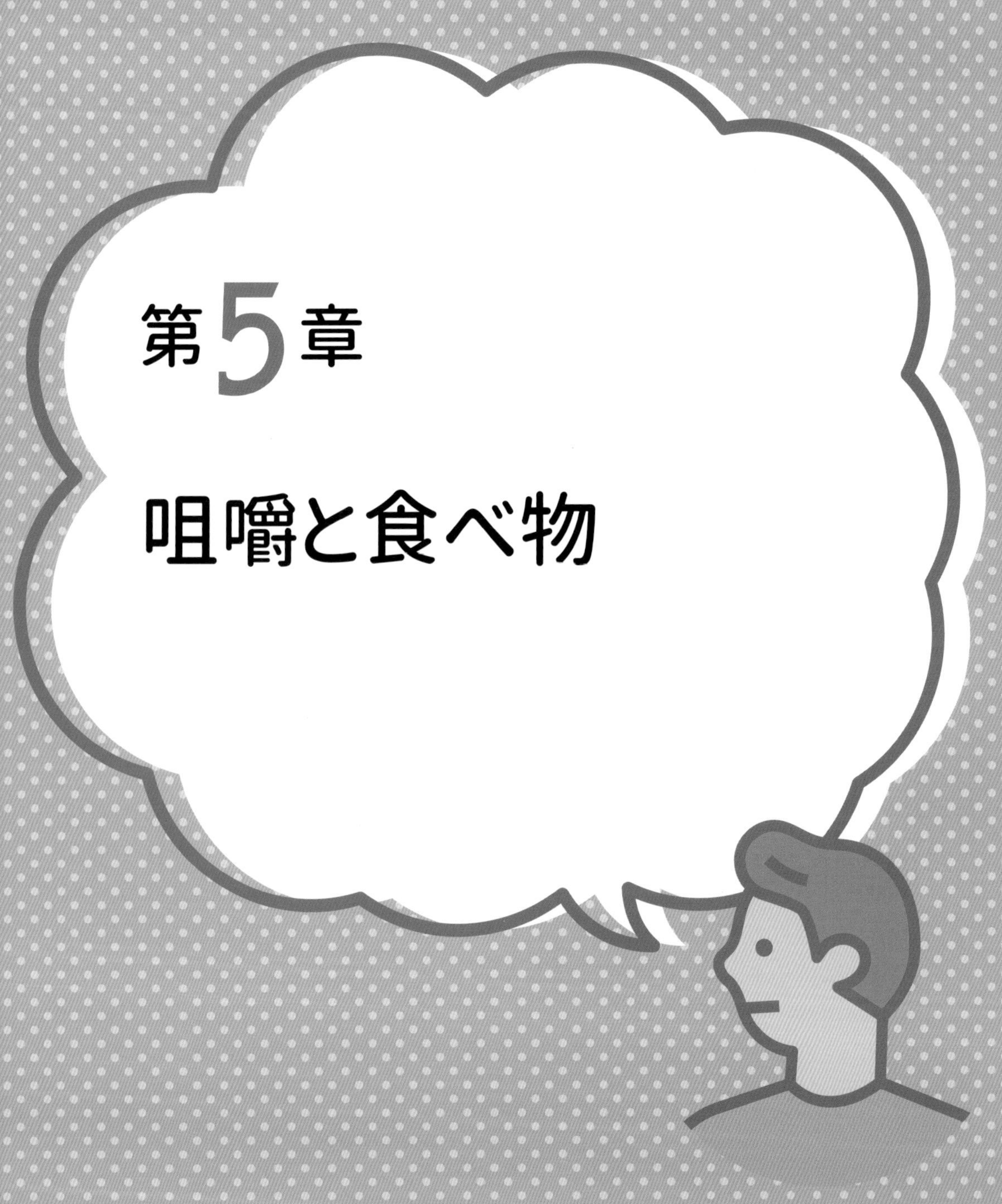

第5章

本章では人の成長・発達や生命維持に欠かすことのできない食べ物と咀嚼の関係を、栄養摂取に与える影響や各ライフステージにおける留意点などから解説します。

1 食べ物の咀嚼と消化・吸収

第1章「咀嚼はなぜ重要なのか」で説明したように、私たちは食品をそのままあるいは調理・加工して食べ物に変えてから食べることで、栄養活動を行っています。また、これらの栄養活動は、頭相、胃相および腸相に分けられ（p.4、図1参照）、咀嚼は頭相で行われる重要な消化過程であるだけではなく、胃相や腸相における消化・吸収にも影響を与えます。したがって、食べ物をよく噛んで食べることは、効率的な栄養摂取のための大切な過程です。

2 食べ物のテクスチャーと咀嚼

私たちは、液状の食べ物は噛まずにそのまま飲み込みますが、形のある半固形や固形の食べ物は、咀嚼してから飲み込みます。そのため、特に固形の食べ物では、咀嚼のしやすさや困難さも重要な特性となります。食べ物のおいしさには、第1章「2. 食品学からみた咀嚼の重要性」で示した化学的因子と物理的因子が関与しますが、特に重要なのは物理的因子のテクスチャーです[1)]。テクスチャーとは、おもに食べ物を咀嚼した際に口腔内の粘膜や筋肉で感じ取られる刺激です。さらに、テクスチャーはおいしさだけではなく、食べ物の食べやすさにも大きく関係しています。

そこで、口腔内の咀爵動作をモデル化して、食べ物のテクスチャーを測定する装置（テクスチュロメーター）が開発されました（図1）。この装置を用いることで、食べ物の硬さややわらかさ、食べ物のまとまりやすさを示す凝集性、歯や口腔粘膜へのくっつきやすさを示す付着性などを数値化できるようになりました[2)]。さらに、歯にかかる咀嚼圧や咀嚼筋活動量などのように、咀嚼しているときに身体から直接取り出すことができる様々な情報からも、食べ物のテクスチャーが調べられています。現在では、これらの測定値を用いることで、食べ物を食べる際の咀嚼の難易度を、ある程度予測できるようになりました。

3 各ライフステージにおける食べ物と咀嚼

人はライフステージによって咀嚼能力が異なるため、各ライフステージに見合った食べ物を食べる必要があります。そのためには、食べ物を提供する人のテクスチャーに対する配慮が求められます。

乳児期は、乳汁で栄養をまかないますが、5～6か月になると乳汁だけでは栄養素が不足するため、離乳食を与えます。離乳食の形態のめやすとしては、「舌でつぶせる硬さ」「歯ぐきでつぶせる硬さ」「歯ぐきで噛める硬さ」などの表現が使われます。離乳が完了すると幼児食になりますが、2歳頃には乳歯もある程度生えそろうので、3歳頃からは少しずつ噛みごたえのある食べ物を与えるようにし、子どもの噛む能力を高めるようにします。

学童期は、乳歯から永久歯に生え代わる時期に当たり、顎の骨や筋肉も発達するため、咀嚼器官に適度な負荷をかける必要があります。日常の食事に噛みごたえのある食べ物を積極的に取り入れ、よく噛むことを習慣化することが大切です。柳沢ら[3]は、食べ物を噛んだときの咀嚼筋活動量とテクスチャー測定値との相関から、食べ物の噛みごたえには、食べ物の硬さだけではなく、凝集性やひずみ（変形の程度）も影響していることを明らかにしました。図2のグラフ上部に位置する食べ物は、噛みごたえが大きいため、咀嚼機能の発達に役立つと思われます。

成人期では、咀嚼は過食による肥満をコントロールするための有効な手段のひとつとなります[4]。食物繊維を多く含むごぼうなどの根菜類や、すじの多い赤身肉などを食べることと、口に入れる1口量を少なくすることで、咀嚼回数を増やすことができます。

高齢期では、咀嚼機能の衰えに加え、加齢や服薬の影響で唾液分泌量も低下します。そのため、硬いものに限らずもちのように付着性が強い物や、パンのように多孔質でパサパサした物など、いろいろな種類の食べ物が食べにくくなります。一方、食品の切り方や加熱方法などを工夫することで、食べやすさを向上させることができるほか、咀嚼・嚥下能力に適した市販の介護用食品の利用も可能です。

以上のことから、咀嚼機能の発達・維持や加齢による機能低下に対応して十分な栄養を摂るためには、栄養素の含有量だけではなく、食べやすさに関わる食品のテクスチャーも合わせて知っておくことが必要です。

（新井映子）

文　献

1）松本仲子，ほか：食べ物の味―その評価に関わる要因―，調理科学，10：97，1977.
2）松本幸雄：食品の物性とは何か，弘学出版，33，1993.
3）柳沢幸江，ほか：咀嚼筋活動量とテクスチュロメーター特性値の相関性，日本家政学会誌，40：1011，1989.
4）吉松博信，ほか：肥満症の行動療法，日本内科学会雑誌，90：902，2001.

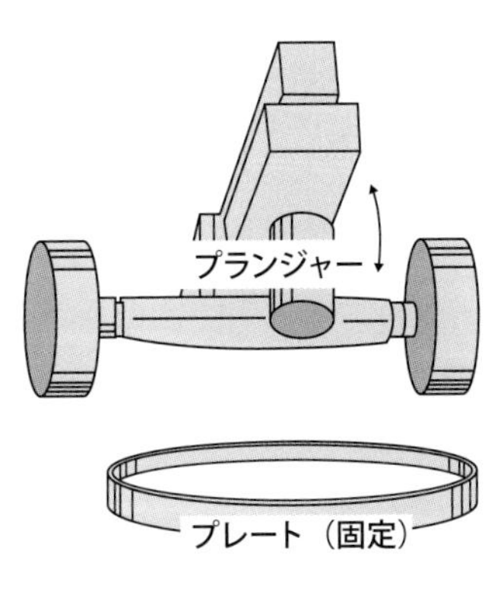

図1　ゼネラルフーズのテクスチュロメーター主要部スケッチ[2]

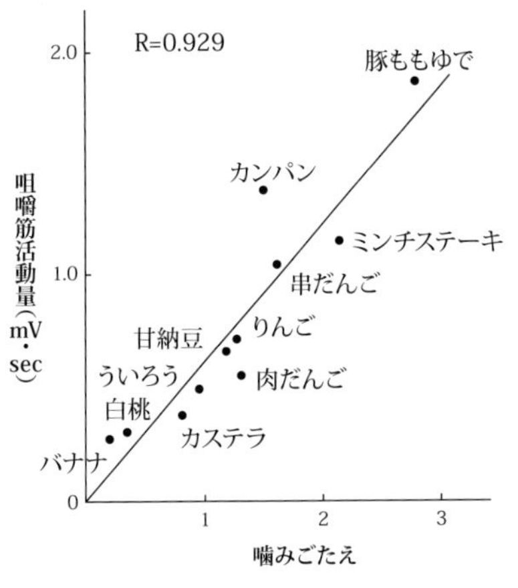

図2　咀嚼筋活動量と食べ物の噛みごたえの相関関係[3]
噛みごたえ＝log（硬さ×凝集性×ひずみ）

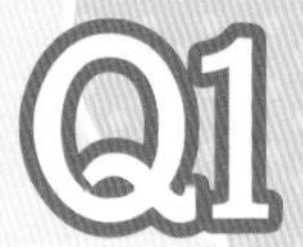

噛む力が低下した高齢者が必要なエネルギーや栄養素をとるためには、どうしたらよいでしょうか？

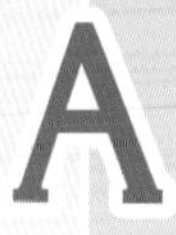

いろいろな食品を取り合わせ、食事をしっかりととることが大切です。食べづらい食品が多いようでしたら、食事を食べやすくする工夫をするとよいでしょう。

解説

必要なエネルギーや栄養素をとるためには、食事量だけでなく、食べる食品の多様性も重要です。食品摂取の多様性を評価するツールとして、Dietary Variety Score（DVS）があります（表）。地域高齢者において、この得点が高いほどたんぱく質やビタミン・ミネラル類の摂取量が多く、7点以上となる食事を継続していれば、筋量や身体機能の低下を抑制できることが報告されています[1]。

しかし、DVSにあげられている食品のうち、肉、魚介類、緑黄色野菜、海藻類は、噛む力が低下した高齢者にとって比較的食べづらいものです。その結果として、食品摂取の多様性が低下しやすくなります。これらの食品群が食べづらいようでしたら、食べやすくする調理工夫をしましょう。いずれも繊維を短くし、やわらかくすることがポイントです。包丁などで物理的に断ち切るだけでなく、肉や魚であればキウイフルーツやパイナップルと合わせ置くことで、たんぱく質分解酵素の作用によりやわらかくすることができます。市販の食肉･魚肉品質改良剤製剤に漬け込んでから調理する方法も簡単です。

（小城明子）

文献

1）東京都健康長寿医療センター：健康長寿新ガイドラインエビデンスブック，社会保険出版，2017.

表　食品摂取の多様性スコア（Dietary Variety Score；DVS）[1]

最近1週間のうち、ほぼ毎日食べた場合は「1点」、それ以外は「0点」とする。

肉	点
魚介類	点
卵	点
大豆・大豆製品	点
牛乳	点
緑黄色野菜	点
海藻類	点
いも	点
果物	点
油を使った料理	点
合　計	点／10点

Q2 よく噛めば、エネルギー摂取を少なくできますか？

A よく噛むことで、満腹中枢が刺激されて満腹感が得やすくなります。そのため、よく噛まずに短時間で食べ終えてしまう（早食い）の人の方が、ゆっくりと時間をかけて食べる人より、肥満度（BMI）が高いことがわかっています。

解説

肥満ぎみの人に早食いが多いのは経験的に感じることですが、実際の調査結果からもその傾向がはっきりとわかります（図）。また、よく噛む必要がある「噛みごたえのあるもの」をより多く食べている人の方が脂質の摂取量が少なく、摂取エネルギー量も少ないことがわかっています。肥満患者や糖尿病の人たちの食事でも、「ゆっくりよく噛んで食べる」ことが指導されています。

では、よく噛むにはどうすればいいでしょうか。食べ方を変えることと、食べ物を変えることです。食べ方としては、噛むことを意識して増やすことがあげられますが、口に入れた食べ物を噛んで飲み込むまでの行動にはその人の習慣性が強く影響し、意識的に変えることはなかなか難しいです。一方、一口量を少なくすることは、食べ物を口に入れる前にできるので、実践しやすい行動変容です。一口量をいつもより少なくすることを心がけて食べると、同じ量のごはんでも咀嚼回数は 1.5 倍を超えます。食べ物を変える工夫としては、噛みごたえのある食べ物や咀嚼回数の多いものが効果的です。詳細は 6 章 Q3（p.80）を参照下さい。

（柳沢幸江）

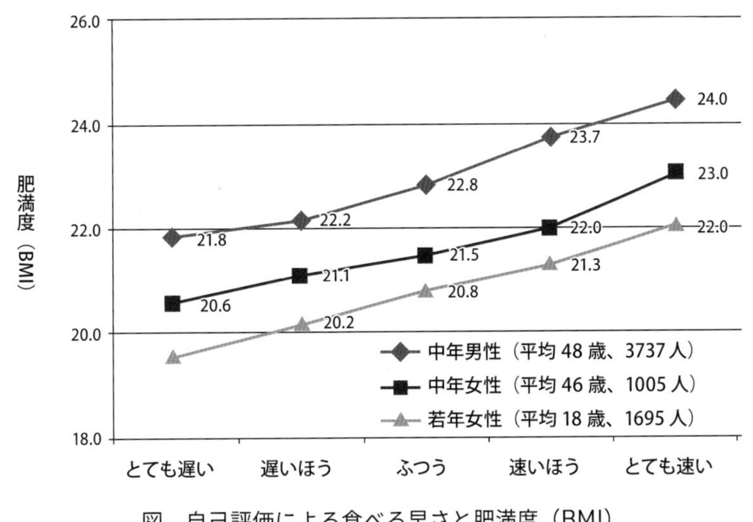

図　自己評価による食べる早さと肥満度（BMI）

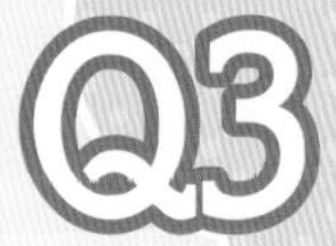

噛めない（咀嚼に問題がある）人は栄養的にみて、問題がありますか？

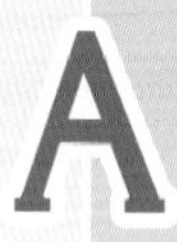

はい、あります。噛めなくなると、野菜や果実等の硬い食品の摂取を避け、ビタミン・ミネラル・食物繊維の摂取不足が生じやすくなることが知られています。

解説　むし歯や歯周病が進行して歯が失われるようになると、咀嚼力が低下し硬い食品を避けて、砂糖や油脂が豊富なやわらかい食品を好むようになります。ビタミン・ミネラル・食物繊維などの栄養素が豊富に含まれる食品には硬いものが多いですから、噛めなくなると、これらの栄養素の摂取不足を招きやすくなります。

このような関係は、日本人の食品・栄養摂取に関する代表的調査である国民健康・栄養調査でも示されています。図は同調査の報告書に掲載されていた統計表[1]をもとに作図したもので、「咀嚼良好な人たち」の各種栄養素摂取量を 100 として（図中の横線）「咀嚼良好でない人たち」の相対的な値を示したものですが、全般的にみて「咀嚼良好でない人たち」は「咀嚼良好な人たち」に比べて低い値を示し、特にビタミン・ミネラル・食物繊維の値が低くなっていることがみてとれます。

これらの関連は見かけ上のものではないことが統計的に確認されています。また図中のビタミン B_1・B_6 は値のばらつきが非常に大きく、統計的に意味のある差ではありません。

（安藤雄一）

文献

1）平成 16 年国民健康・栄養調査報告 第 4 部 生活習慣調査の結果 第108表の 1
（http://www.mhlw.go.jp/bunya/kenkou/eiyou06/pdf/01-04.pdf）

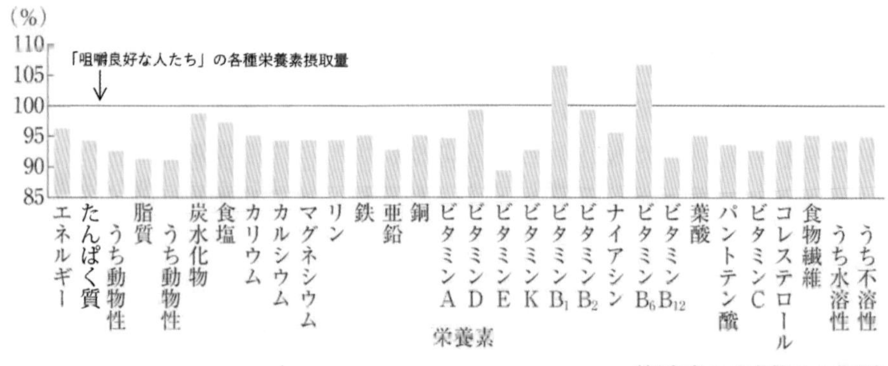

※文献 1）の統計表から「咀嚼良好な人たち」の各種栄養素の摂取量を 100 として、「咀嚼良好でない人たち」の摂取量を換算

図　「咀嚼良好でない人たち」の各種栄養素の摂取量（2004 年国民健康・栄養調査、40 歳以上）

パサパサした食べ物が飲み込みにくいのはどうしてですか？

A 水分をあまり含まないビスケットなどの食品を咀嚼して嚥下食塊を形成するためには、十分な量の唾液が食塊に混ざることが必要です。したがって、咀嚼途中で飲み込もうとしてもなかなか飲み込むことはできません。

解説

下図は、6g のビスケットを通常の状態で咀嚼した場合（●）と 2mL の水と一緒に咀嚼した場合（○）のビスケット食塊物性（硬さ、付着性、凝集性）の変化を示しています。通常咀嚼では 34 回の咀嚼で嚥下が誘発されます。この咀嚼過程でビスケット食塊の硬さは次第に減少していきます。これとは逆に、食塊の付着性と凝集性は次第に増大します。この付着性と凝集性の増大はビスケット食塊が一つにまとまりやすい状態（飲み込みやすい状態）に変化していくことを意味します。

一方、2mL の水を加えた咀嚼では、嚥下誘発までの咀嚼回数は 20 回と大幅に減少しますが、嚥下時のビスケット食塊物性は、通常咀嚼と同じ物性の値（嚥下閾値）に到達していることがわかります。この結果は、口腔内水分量が多いと嚥下可能な食塊が早期に形成されることを示しています。

したがって、これとは逆に唾液分泌量が少ないドライマウスなどの患者さんなどでは、パサパサした食品を嚥下することは容易ではなく、食べ物と一緒に水分を摂取するなどの工夫が必要不可欠であることがわかります。

（塩澤光一）

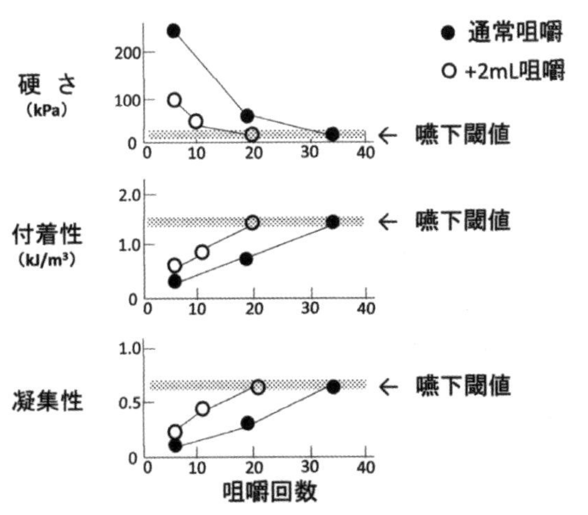

図　6g のビスケットを通常の状態で咀嚼した場合（●）と 2mL の水と一緒に咀嚼した場合（○）のビスケット食塊物性（硬さ、付着性、凝集性）の変化

食品の種類によって噛む力はどの程度変わるのですか？

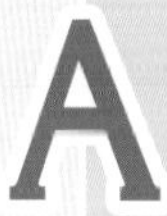

噛む力は食品の硬さや大きさによって変わります。食品を噛み砕くときに必要な力は、大きさの影響を小さくするため面積当たりで表し、数万～数十万 N/m^2（数kg重/cm^2 まで）といえます。その人の出せる最高値の 20% 程しか使いません。

解説

食品を噛むと大きな食物が小さく砕けるので、噛む力とは口の中で食品が壊れるときに必要な力と考えられるでしょう。食品の性質によって決まるもので、食品の大きさ、歯の大きさによる差を小さくするために、単位面積当たりの力（これを応力といいます）で表現します。

歯で噛まなくても食べられるゼリーを壊す応力は 2×10^4 N/m^2（1cm^2 あたり 200g 重）程です。だいたい 5×10^4 N/m^2 を超えると歯で噛まれるようになり、クッキーや生野菜は 1～4×10^5 N/m^2、アワビやたくあんのように噛みにくいとされる食品では 6×10^5 N/m^2 以上となります。表に示すように、同じ種類の食品、例えばかまぼこを比較しても、硬いものでは破壊されるときの応力が高くなります。食品の破壊に必要な力は、温度や変形速度によっても変わります。同じ食品を噛むときの咀嚼力は個人差が大きいのですが、一人ひとりで歯の形や噛む速さが異なるからでしょう。

もちやパン、肉類や昆布などの繊維質の食品は、簡単には噛み切れないものがあります。その人が最大に出せる力（最大咬合力）の 20% くらいの力で壊れない場合は、力をもっと出さずに、何回も噛むことによって時間をかける食べ方になります。咀嚼により食品の構造が壊れますので、噛む力は咀嚼の進行に伴い減少するのが普通です。（神山かおる）

表　食品を破壊するときの平均的な実効咀嚼圧（単位面積当たりの咀嚼力）

食　品	若年女性の実効咀嚼圧 (10^5 N/m^2)
ようかん	1.2
クラッカー	2.1
りんご	前歯で 1.8 ～ 2.1
かまぼこ	やわらかめ 2.0 ～ 硬め 3.0
生にんじん	3.4
堅焼き煎餅	4.6
食品ではない噛み切れないゴム	前歯で 2 ～ 3、奥歯で 5 ～ 8

注：単位の 10^5 N/m^2 は約 1.02 kg重 /cm^2 である

（神山かおる：咀嚼の本―噛んで食べることの大切さ―，122-123，日本咀嚼学会編，口腔保健協会，2006. を改変）

Q6 なぜお年寄りはおもちをのどにつまらせやすいのですか？

A **高齢者はものを噛んだり飲み込んだりするのに必要な筋肉が弱まり、口も乾燥していることも多く、誤嚥・窒息しやすくなっています。また、おもちはべたつきやすいという特徴のある食品です。そのため、おもちをうまく飲み込めず、のどにはりついてしまい、窒息してしまうのです。**

解説

毎年正月になると、ご高齢の方がもちをのどにつまらせたというニュースが後を絶ちません。高齢者の窒息死は75歳以上の方が、自宅で元日に最も多く発生したことが調査によりわかっています[1)]。それでは、なぜ高齢者はおもちをのどに詰まらせてしまうのでしょうか？

年齢を重ねていくと、口の中の感覚や、噛んだり飲み込んだり唾液を出したりといった機能が少しずつ衰えていきます[2)]。高齢の方は若い方と比べ、①喉仏の位置が下がり②頭の位置が変化したことで首の前面が引き伸ばされ③咽頭の空間が広くなってきます（図）。①②のような状態ですと飲み込むときに喉仏を上げるのが難しくなります。また、③は咽頭の筋肉が弱まったことの表れです。なお、このような機能の衰えを防いだりするためにリハビリを行うことは重要です[3)]。

食べ物は、硬く（硬さ）、まとまりにくく（凝集性）、くっつきやすい（付着性）ほど食べにくいといわれていますが、おもちは特に冷めてくると硬くなり、くっつきやすい性質をもつため、咀嚼・嚥下が容易でないのです[4)]。

（長谷川翔平、戸原　玄）

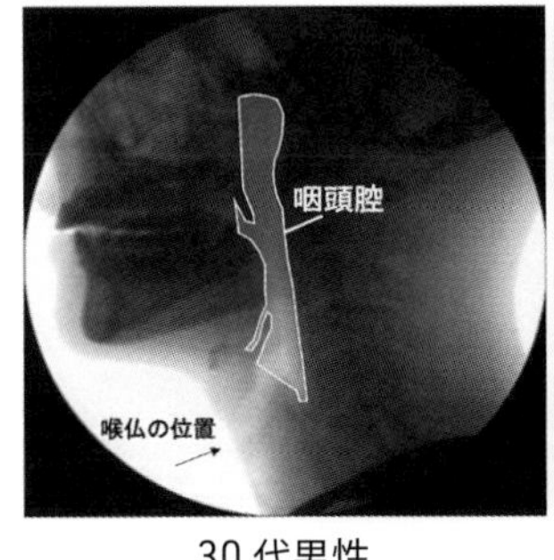

30代男性

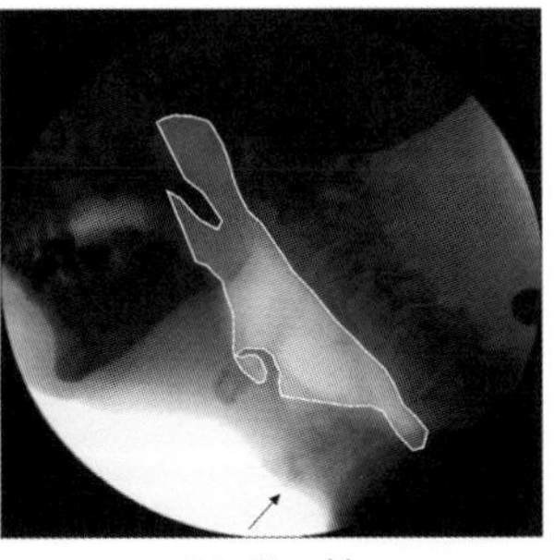

80代男性

図　加齢に伴う喉仏の位置、頭位、咽頭腔の広さの変化

文献

1）Taniguchi Y, et al. :Epidemiology of Food Choking Deaths in Japan: Time Trends and Regional Variations. J Epidemiol. 31(5):356-360, 2021.
2）Minakuchi S, et al. :Oral hypofunction in the older population: Position paper of the Japanese Society of Gerodontology in 2016. Gerodontology. 35(4):317-324, 2018.
3）Hasegawa S, et al. :Jaw-retraction exercise increases anterior hyoid excursion during swallowing in older adults with mild dysphagia. Gerodontology. 39(1):98-105, 2022.
4）Iguchi H, et al. :Changes in jaw muscle activity and the physical properties of foods with different textures during chewing behaviors. Physiol Behav. 152(PtA):217-224, 2015.

第6章 咀嚼と食育

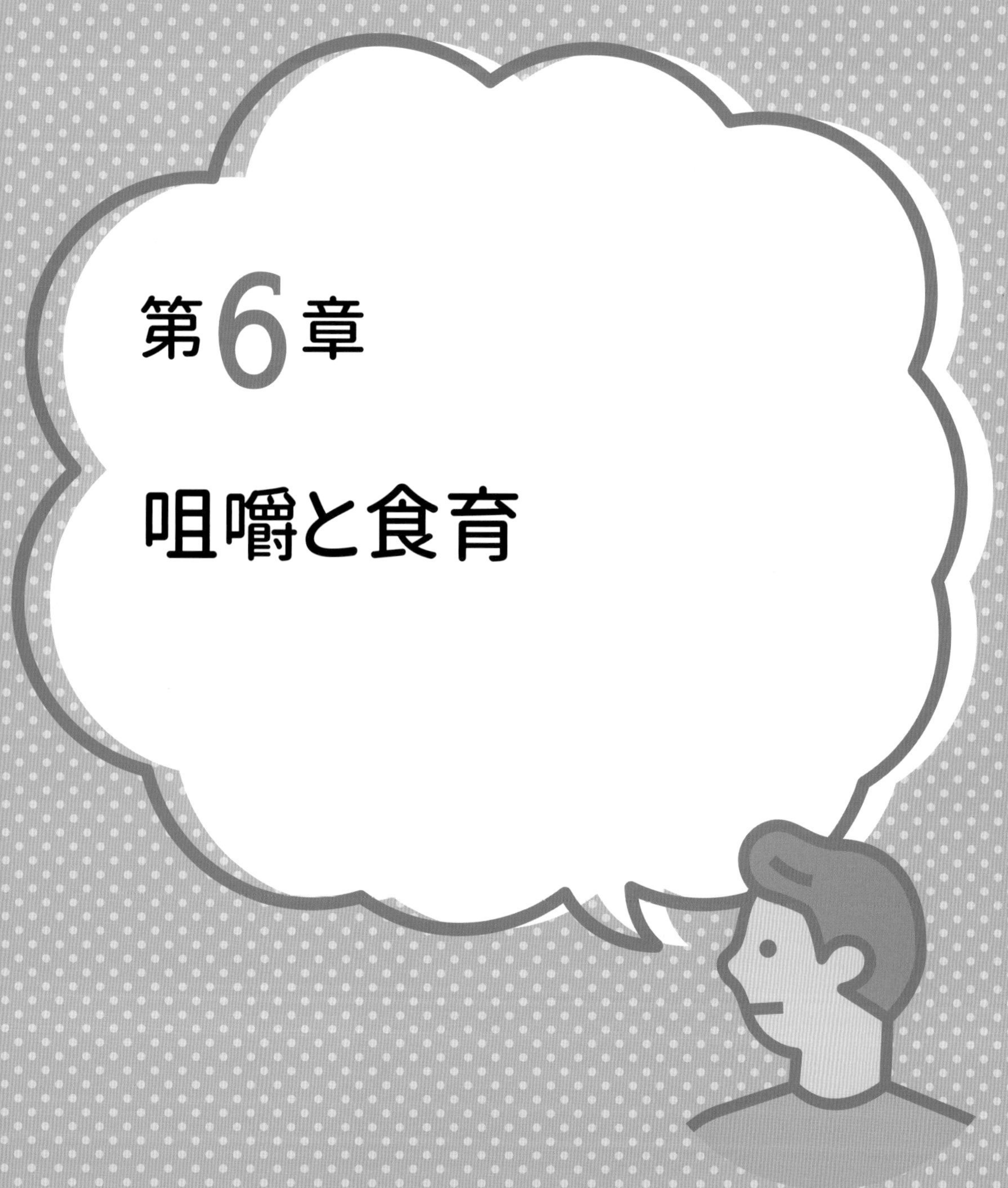

第6章

よい食習慣を身につけるためには、学童期までの食生活が大きな影響を及ぼします。食事は活動のために必要なエネルギーを補給するだけでなく、食事を通して社会性を学ぶこともできます。

生涯を通じて口腔の健康を維持増進し、健康寿命を延ばすためには、まず口腔機能の育成が開始する乳幼児期から青年期に至るまでのライフステージに応じた対応が必要です(図1)[1]。口腔機能を発達させる大きな要素は、歯の萌出・歯ならび・噛み合わせといった硬組織、舌・口唇・頬粘膜といった軟組織および咀嚼筋の3つからなり、これらがバランスよく発達することが重要です[2]。乳幼児期は、口腔機能の獲得期であり、さらに口腔機能の発達を促すための正しい生活習慣を身につける大切な時期です。続いて学童期は、基本的な生活習慣の確立とともに、健康課題に対して自律的に取り組めるような支援をする時期でもあり、子ども自身が身体変化や成長に気づき、関心をもつことが重要な時期です。ここまでの時期における歯ならびの異常・噛み合わせの悪さは、う蝕、歯周病の原因となるだけでなく咀嚼機能に影響を及ぼすことから、全身の健康を考える上でも重要な問題です。

最近の子どもは家庭料理の欧米化に伴い、咀嚼が不十分でも嚥下できる食形態、いわゆる軟食傾向のため、咬合力の低下が問題となっています。噛む力を向上させる食品の取り入れや、体験や経験を通して咀嚼することの大切さや楽しさを伝える工夫が必要です。また、一口量を少なくすることで自然と咀嚼回数は増えますし、よく味わうことで脳にさまざまな感覚情報が伝わり、満腹感を感じやすくなります。これは早食いやどか食いを改善することにつながります。

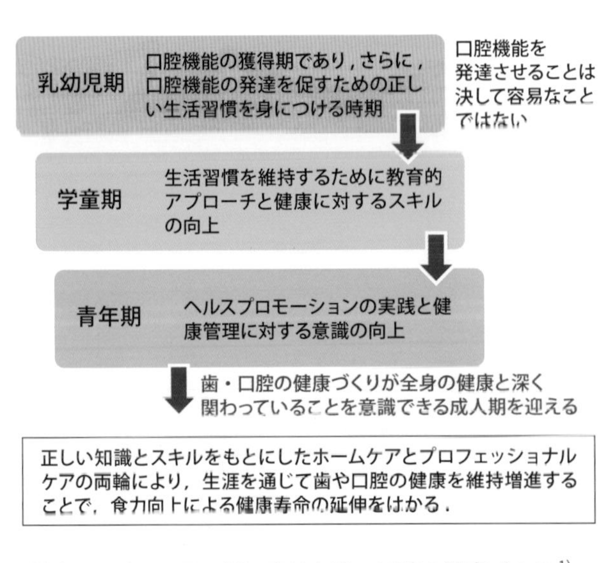

図1　ライフステージに応じた歯・口腔の健康づくり[1]

さらに、家族構成の変化や共働き家庭の増加により、誰かと一緒に食事をする「共食」の機会が減り、7つの「こ食」：一人で食事をする「孤食」、家族の食べているものがそれぞれ違う「個食」、子どもだけで食事をする「子食」、ダイエットなどのために必要以上に食事量を制限する「小食」、同じものばかり食べる「固食」、濃い味付けのものばかり食べる「濃食」、パン・麺類など粉から作られたものばかり食べる「粉食」が増えています（図2）[3]。食事はバランスのよい栄養を摂取するだけではありません。誰かと一緒に食事をすることで会話も弾み、コミュニケーション能力が育まれますし、大人たちから食事のマナーを学べるよい機会にもなります。少なくとも1日1回、家族が一緒に食事ができることが理想的です。帰宅時間にばらつきが出る夕ごはんよりも朝ごはんの方が家族みんなで集まりやすいかもしれません。手の込んだ、調理したてのものは美味しく理想的ですが、時間のない場合は簡単な食事で構いません。大切なことは、積極的に子どもに声をかけ一緒に食卓を囲む時間を作ることです。食事が楽しいと思える機会を作り、子どもの「食」への興味を高めましょう。

（槙原絵理）

文献

1）朝田芳信：小児期における口腔機能の育成について，日補綴会誌，13：99-104，2021.

2）朝田芳信：小児の口腔機能発達不全症の特徴と評価について，MFT学会会誌，9: 32-35，2020.

3）厚生労働省：「保育所における食事の提供ガイドライン」，2012.

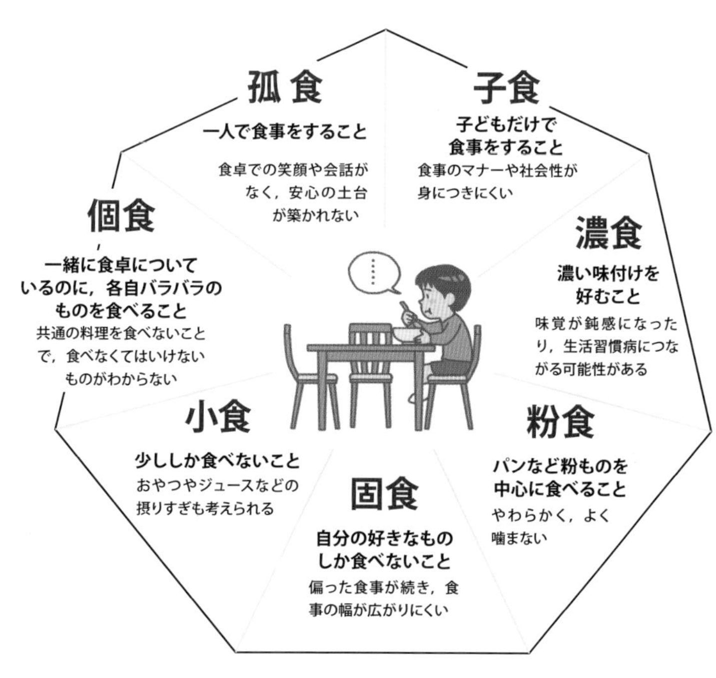

図2　避けたい7つの「こ食」（www.cowa.co.jp より）

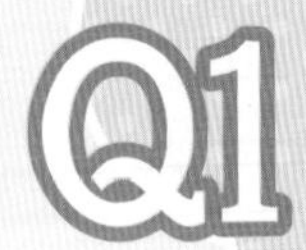

子どもの咀嚼力（噛む力）をつけるためには、いつごろから硬いものを食べさせたらよいのでしょうか？

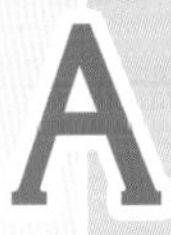

乳歯が生え揃うまでは、噛む力に合った食べ物で咀嚼を育てる必要があります。あまり早い時期から硬いものを与えても、噛む力は育ちません。かえって丸のみや溜める食べ方につながりやすいので気をつけましょう。

解説

1歳頃の離乳後期まではまだ乳歯の奥歯が生えていないため、舌や歯ぐきでつぶせる食べ物で咀嚼の基本的な動きを覚えていきます。1歳代前半に最初の奥歯が生えてくると歯を使った咀嚼の練習が始まり、食べられる食材の幅が広がって離乳も完了期を迎えます。しかし、離乳が完了してもすぐには家族と同じ食事は難しく、1～2歳代の子どもでは食べにくい食材も多くみられます（表）。最初に生える第一乳臼歯はまだ噛む力が弱く、かたまり肉や生野菜などの硬い食べ物や弾力性の強い食べ物などはうまく噛めないので、食材や調理形態を工夫してあげる必要があります（第3章-1、Q6参照）。うまく噛めない食べ物は、いつまでも口の中に溜めていたり、無理に飲み込もうとして丸のみを覚えてしまうことにもつながります。

3歳頃になり、第二乳臼歯が咬み合うようになると「すりつぶし」が可能になり、多少線維のある食べ物や硬い食べ物も噛んで食べられるようになります。この頃から、噛みごたえのある食べ物を徐々に食事に取り入れて、奥歯でよく噛む習慣をつけていきましょう。

（井上美津子）

表　1～2歳代では処理しにくい食べ物

1）ぺらぺらしたもの	レタス，わかめ
2）皮が口に残るもの	豆，トマト
3）硬すぎるもの	かたまり肉，えび，いか，生のにんじん
4）弾力のあるもの	こんにゃく，かまぼこ，きのこ
5）口の中でまとまらないもの	ブロッコリー，ひき肉
6）唾液を吸うもの	パン，ゆで卵，さつまいも
7）匂いの強いもの	にら，しいたけ
8）誤飲しやすいもの	こんにゃくゼリー，もち

（小児科と小児歯科の保健検討委員会「歯からみた幼児食の進め方」（2007）を一部改変）

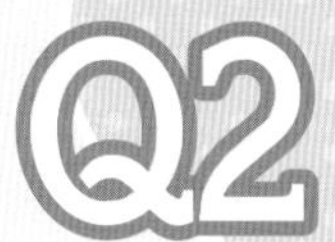

Q2 小学生のよく噛む意識を高めるにはどうしたらいいですか？

A **子どもたちの咀嚼の意識を高めるためには、まず、咀嚼の指導を学校保健計画や食育年間計画に位置づけることが大切です（図）。そうすることで、養護教諭と栄養教諭（学校栄養士）が中心となり、子どもたちに咀嚼の大切さを楽しく教えることができます。こういった体制が整うと、学校給食が咀嚼指導の重要な機会となり、学校・学校歯科医・家庭・地域・関係機関が連携して、継続的に指導をしていくことが可能となります（図）。**

解説　楽しく印象深く習慣化しやすい咀嚼指導の工夫としては、身体や体験を通して学ぶことが効果的です。かみかみセンサーや咀嚼力判定用ガムを使い、自分の咀嚼に興味を持ったり、煎り大豆で咬合力を高める試みをしてみたり、よく咀嚼することで記憶力が高まるゲームを通して、咀嚼の効用を体験することもお薦めです。学校給食では、①メニューの説明をよく聞き②メニューをよく見て③「一口目（主食）で 30 回噛みましょう」と、当番が始めに呼び掛けてから食べ始めることで、食品や噛み方を認知し、咀嚼の意識を高めることができます。かみかみ献立や歯の日、かみかみの日の実施、かみかみカレンダーの発行やかみかみリレーへの参加、歌やダンス、キャラクター、咀嚼のキャッチコピー等を作り楽しく咀嚼を啓発することも効果的です。

（安富和子）

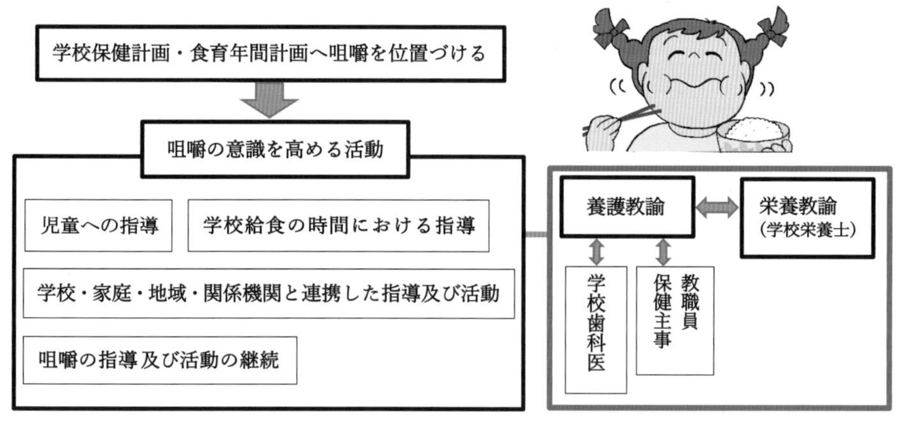

図　小学校における咀嚼の指導例

人より食事時間が短く、早食いです。どのようにすれば直りますか？

A　早食いとは、噛む速度が人より速いのではなく、食事全体の時間が短いことを指します。これは、食べ物を口一杯に入れたり、噛む回数が少ないことなどによって、食事時間が短くなることが原因します。一口量を少なくしたり、咀嚼回数が多くなる噛みごたえのある食べ物を食事に取り入れるようにしましょう。

解説　一口量を少なくすることは、噛む回数を増やそうと意識しながら食べるよりは実行しやすいため、早食いを直すのには有効な食べ方の改善法ですが、Q4や5章Q2で説明していますので、ここでは、食べ物の工夫点について説明します。

私たちは、口に入れた「食べ物」を噛んで「食塊」にして飲み込みます。食塊になりやすい食べ物は噛む回数が少なく、食塊になりにくい物は噛む回数が多くなります。表（咀嚼回数ランク表）にあるように、卵や豆腐のように、やわらかく水分も多い食べ物は噛む回数はとても少ないです。一方、噛む回数が多い食べ物としては、食物繊維の多い野菜・きのこ・海藻やドライフルーツ、さらに筋繊維がしっかりした肉や干し魚、たこ・いかなどがあげられます。また、おかゆのように汁気が多い食べ物より、揚げ物や焼き物のようなドライ系の食べ物の方がよく噛みます。食事に噛みごたえのある食べ物を取り入れたり、一口量を少なくしながら、ゆっくり時間をかけて食事を食べることで、早食いを改善しましょう。

（柳沢幸江）

表　咀嚼回数ランク表（2022）抜粋

	穀類	肉類	魚介類	卵・乳類	豆・いも類	野菜類	果物・種実・菓子類
9・10 90回以上		馬肉ステーキ (114)	小魚佃煮 (91)				干し柿 (92) アーモンド (100)
8 80～90回	クルトン (83)		イカ焼き (89)			いぶり漬け (86)	
7 70～80回		牛モモソテー (75) 豚串焼き (78)	げそ天ぷら (78)			にんじんスティック (72)	ビスケット (74) ポテトチップス (79)
6 60～70回	食パン (65) トースト (67)	牛カルビ焼き (61) 豚モモソテー (62)	ゆでたこ (62) 干しカレイ (63)		干し芋 (64) フライドポテト (68)	キャベツせん切り(61) らっきょう (66)	干しぶどう (64)
5 50～60回	ピザ (51) 皿うどん (52)	ロースハム (54)	かまぼこ (53) 焼きさけ (58)			レタス (50) きんぴらごぼう (58)	
4 40～50回	うどん (44) もち (48)	鶏モモソテー (44) 揚げ餃子 (47)	しめさば (40) 魚肉ソーセージ (44)	チーズ (41) ゆで卵 (45)	大豆水煮 (41) こんにゃく (42)	たけのこ (43) ほうれん草お浸し (46)	カステラ (43)
3 30～40回	ご飯 (39) スパゲティ (39)	ハンバーグ (34) サラダチキン (39)	焼き塩さば (32) あじフライ (32)		厚揚げ (35)	ブロッコリー (33) きゅうり (39)	リンゴ (31)
2 20～30回			まぐろ刺身 (25) あじ刺身 (28)	卵焼き (29)	ポテトサラダ (23) 里芋煮物 (28)	ミニトマト (23) かぼちゃゆで (28)	
1 0～20回未満	おかゆ (9)			茶碗蒸し (3) スクランブルエッグ (16)	木綿豆腐 (17)		ミカン缶 (13) バナナ (19)

10g当たりの咀嚼回数：平均的な咀嚼回数の人を対象とし、1食品16～21名の平均値　　（作成：柳沢幸江，ロッテ・キューピー）

一口30回噛むように指導されていますが、なかなかできません。もっといい工夫はありませんか？

A いつもの一口量（1回で口に入れる食べ物の量）を減らして食べると、自然に咀嚼回数が多くなり、「よく噛む」ことができます。

解説

一口量や噛む回数は人によって違います。歯の数や顎の大きさ、噛む力によって食べ物を処理できる能力が違うからです。また、噛むことは口に食べ物が入ってから自然に起こる無意識の運動でもあります。一口ごとに30回の咀嚼回数を数えるのは、噛むことを意識化して「よく噛む」効果がありますが、“楽しんで美味しく食べる”には少し不向きかもしれません。

人それぞれの一口量を半分にして食べたところ、咀嚼回数は半分より多かったという報告があります（図1）。いつもの一口量を2回に分けると、1回で食べるよりも結果的に多く咀嚼するということです。ごはんや魚肉ソーセージ、ピーナッツなど食品が異なっても同じ結果でした。さらに、ピーナッツのような硬い食品では、やわらかくてまとまりがよく安全に飲み込める物性になりました（図2、3）。咀嚼回数に捉われず、食事を楽しみたいときは、小さめのスプーンを使用する、口に入れる量を少し減らしてみることで「よく噛む」ことが実践できます。

（中道敦子）

参考文献

1）Goto T, et al: Influence of food volume per moutjful on chewing and bolus properties,physiology & Behavior141: 28-62, 2015.

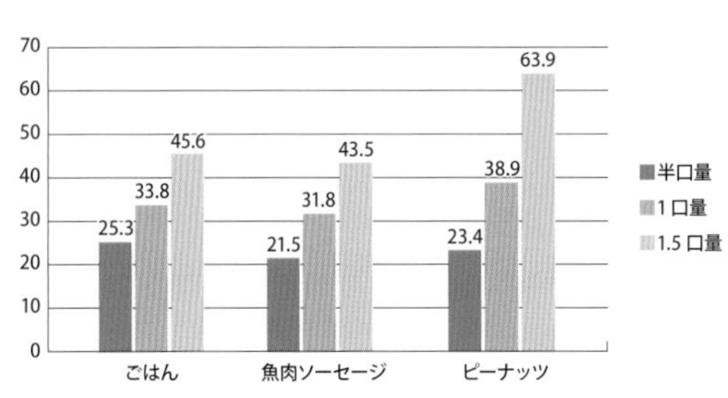

図1　いつもの一口量を変えたときの咀嚼回数

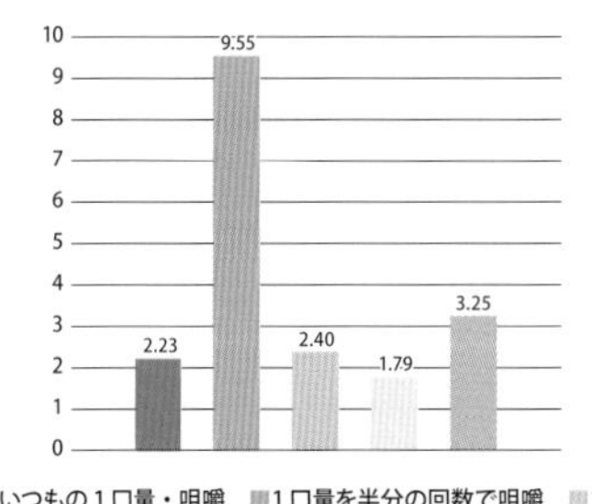

まとまりやすい

いつもの1口量・咀嚼　1口量を半分の回数で咀嚼　1口量を2割増し回数で咀嚼　半口量でいつもの咀嚼　1.5口量でいつもの咀嚼

図2　一口量や咀嚼回数を変えたときのピーナッツの硬さ（kPa）

図3　一口量や咀嚼回数を変えたときのピーナッツのまとまりやすさ

一口30回以上噛むようにしていますが、満腹感は出てきません。なぜなのですか？

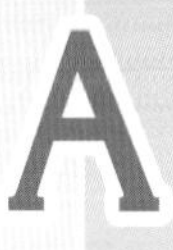

噛む回数に気をとられ、食物をよく咀嚼して味わいより多くの感覚を脳に伝えることで脳に摂食量を知らせることが、おろそかになっているからかもしれません。

解説　満腹感を発生し、それを感じるのは脳です。脳にはたくさん食べて胃が膨らんだときに生じる感覚情報だけでなく、身体の栄養状態を知らせる様々な情報が入ってきます。摂取した食物が消化・吸収されて栄養素の血中濃度に反映されるにはある程度の時間が必要です。その間食べ続けていたのでは食べ過ぎになってしまうので、動物には摂食量をモニターし、必要量摂取すると満腹感を発生させるしくみが備わっています。

摂食量を脳に知らせる重要な手がかりとなるのが咀嚼時に生じる感覚情報です（2章Q9参照）。食物をよく咀嚼して味わい、様々な感覚情報が脳に伝わることで、その食物が消化され、血液に吸収されて身体に栄養素が入ってくることを脳が予測します。そうすると実際に食物が吸収されるより早く身体の中の様々な物質の濃度が変化して満腹感の発生を促します。例えば、血中のブドウ糖濃度（血糖値）の上昇は満腹情報となりますが、よく咀嚼し、味わうことで様々な感覚を脳が受容すると、摂食後すみやかに血糖値が上昇し、満腹感を感じやすくなります（図）。

（山村健介）

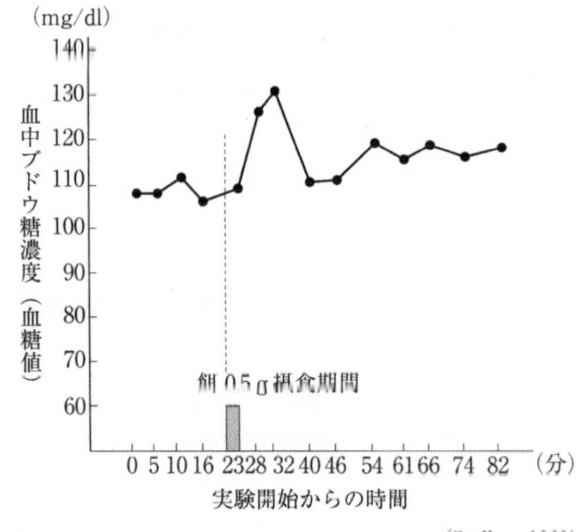

（小澤静司，福田康一郎 総編集，本間研一，大森 [illegible] 書院，東京，432，2009．より図6 34を改変）

図　咀嚼時の認知が血糖値の上昇をもたらす

摂食後、消化された食物が小腸から吸収されるより早く血糖値が上昇し、満腹中枢を活性化する（至福感をもたらす）。よく噛み、その感覚を認知することによってこのような応答が促進されるため、早食い・どか食いを行うと少量の食物では至福感が得られにくいと考えられる。

朝ごはんは食べた方がよいですか？

A　朝ごはんを食べることによりエネルギーを補給するだけではなく、スムーズな排便を促し、1日を快適に過ごすための準備が整います。

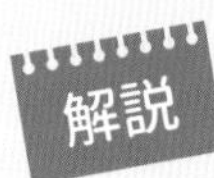

小学生が朝ごはんを食べることで得られるメリットは次のとおりです。

1．体温が上がり脳と身体がすっきりと目覚める

朝ごはんは1日のエネルギーを補給するだけでなく、脳を含めた全身の体温が上がることで、身体が活発に活動できるようになります[1)]。

2．排便を促し便秘を予防することができる

食事が刺激となり、腸が活発に動き始めることで腸内環境が整い、スムーズな排便ができ、便秘の予防にもつながります。

3．生活リズムを整える効果が期待できる

朝ごはんを食べることで1日を活発に行動するための日内リズム（サーカディアンリズム：体内時計ともいわれる食事と睡眠、覚醒のリズム）を整えることができます。

朝ごはんを食べない子どもは食べる子どもと比べて「授業中の眠気」、「イライラ感」、「学校が楽しくない」と答える割合が高いことが報告されています[2)]。また、朝ごはんを食べる子どもは食べない子どもと比べて、学力調査の得点や[3)]、体力テストの得点も高い[4)]ことが報告されており（図）、朝ごはんを食べることがその後の学校生活にもよい影響を及ぼしていると考えられます。

（槙原絵理）

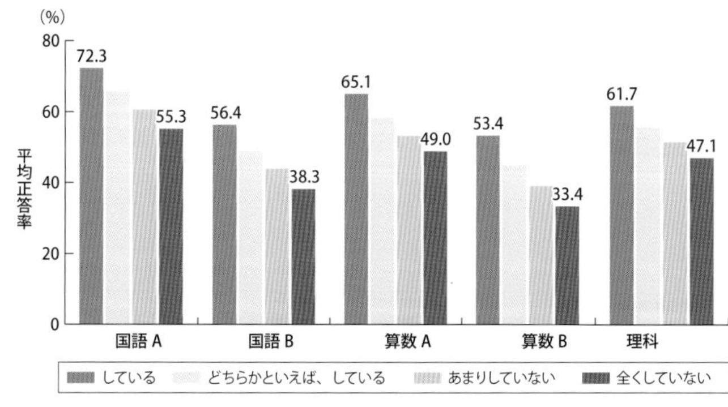

注：（質問）あなたは、生活の中で次のようなことをしていますか。当てはまるものを1つずつ選んでください。「朝食を毎日食べていますか」
（選択肢）「している」、「どちらかといえば、している」、「あまりしていない」、「全くしていない」

（出典：文部科学省，平成30年度全国学力・学習状況調査，2018）

図　朝食の摂取と学力調査の平均正答率との関係

文献

1）香川靖雄，ほか：朝食欠食と寮内学生の栄養摂取量，血清脂質，学業成績，栄養学雑誌，38:283-294，1980.
2）田村典久，ほか：眠気，イライラ感の軽減に重要な生活習慣の提案一広島県の小児16,421名における生活習慣調査から一，小児保健研究，72(3)：352-362，2013.
3）文部科学省：朝食の摂取と小学生の学力調査の平均正答率との関係　平成30年度全国学力・学習状況調査，2018.
4）スポーツ庁：全国体力・運動能力，運動習慣等調査，2022.

Q7 家族や誰かと一緒に食事をする「共食」は、子どものメンタルヘルスと関連がありますか？

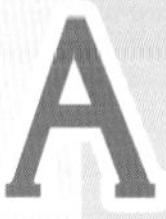

共食（家族や誰かと一緒に食事をする）の頻度の高い子どもとそうでない子どもを比較すると、共食の頻度の高い子どもの方がメンタルヘルスが高い可能性があるようです。

解説

著者らが報告[1]した子どもの共食とメンタルヘルスとの関係について解説します。日本の小学生の児童を対象に、家族で食事をする頻度と朝食・昼食・夕食を誰と食べるかについて調査しました。子どものメンタルヘルスは、SDQ（Strengths and Difficulties Questionnaire：子どもの強さと困難さアンケート）の日本語版を用いて評価しました。

その結果、家族と朝食を食べる頻度が毎日の子どもに比べ、週 1 回未満の子どもでは、メンタルヘルスの支援のややあるグループ・大いにあるグループが、4.79 倍と有意に高い結果でした（図 1）。また、週末の朝食を一人で食べる子どもは、家族全員で食べる子どもと比べ、メンタルヘルスの支援のややあるグループ・大いにあるグループが、3.61 倍と有意に高い結果となりました（図 2）。本研究は横断研究のため、その因果関係はわかりませんが、家族と一緒に食事を摂ることは、子どものメンタルヘルスによい影響を及ぼす可能性が示唆されました。保護者の皆様、子どもと一緒に食事をとれるよう、スケジュールを調整する努力をしましょう。

（桑野稔子）

文献

1）Kameyama N, et al: The Relationship between Family Meals and Mental Health Problems in Japanese Elementary School Children: A Cross-Sectional Study. Int J Environ Res Public Health. 18：9281, 2021.

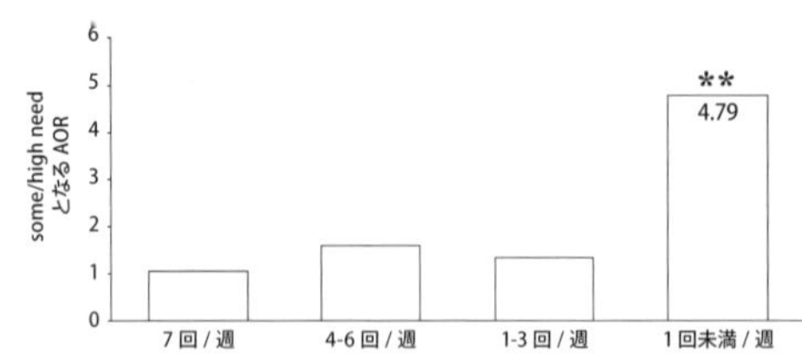

ロジスティック回帰分析、**p<0.01
「家族そろって週に 7 回朝食を食べる」を基準とし、支援のややある・大いにあるグループの調整済みオッズ比（AOR）を推定した。調整因子は、子どもの性別、年齢、既往歴、家族構成、保護者の学歴である。
文献 1）より改編

図 1　児童（n ＝ 678）が朝食を家族で食べる食事回数と SDQ で評価した支援のややある・大いにあるグループの調整済オッズ比（AOR）

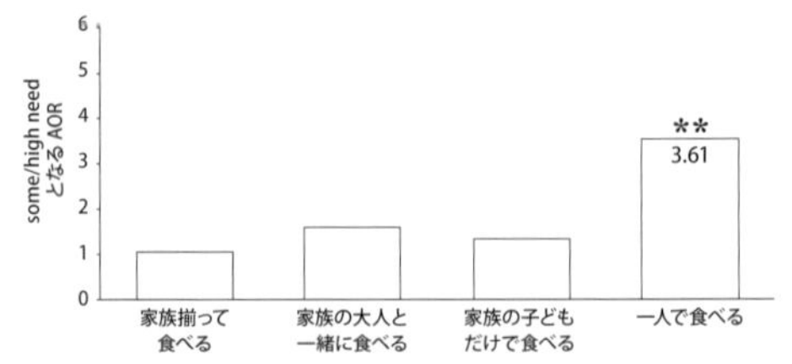

ロジスティック回帰分析、**p<0.01
「家族そろって朝食を食べる」を基準とし、支援のややある・大いにあるグループの調整済みオッズ比（AOR）を推定した。調整因子は、子どもの性別、年齢、既往歴、家族構成、保護者の学歴である。
文献 1）より改編

図 2　児童（n ＝ 678）の朝食の食事環境と SDQ で評価した支援のややある・大いにあるグループの調整済オッズ比（AOR）

索　引

執筆者一覧

〈編　集〉

日本咀嚼学会学術委員会

委員長　新井　映子（元静岡県立大学食品栄養科学部）

委　員　井上　広子（東洋大学食環境科学部健康栄養学科）

大岡　貴史（明海大学歯学部機能保存回復学講座摂食嚥下リハビリテーション学分野）

金澤　　学（東京医科歯科大学大学院医歯学総合研究科口腔デジタルプロセス学分野）

川西　克弥（北海道医療大学歯学部総合教育学系臨床教育管理運営分野）

堀　　一浩（新潟大学大学院医歯学総合研究科包括歯科補綴学分野）

槙原　絵理（九州歯科大学顎口腔欠損再構築学分野）

〈執筆者〉五十音順

新井　映子　（元静岡県立大学食品栄養科学部）

安藤　雄一　（国立保健医療科学院生涯健康研究部）

市川　哲雄　（徳島大学大学院医歯薬学研究部口腔顎顔面補綴学分野）

稲田　絵美　（鹿児島大学大学院医歯学総合研究科小児歯科学分野）

井上　富雄　（昭和大学歯学部口腔生理学講座）

井上　広子　（東洋大学食環境科学部健康栄養学科）

井上美津子　（昭和大学歯学部小児成育歯科学講座）

大岡　貴史　（明海大学歯学部機能保存回復学講座摂食嚥下リハビリテーション学分野）

大川　周治　（明海大学）

小野　高裕　（新潟大学大学院医歯学総合研究科包括歯科補綴学分野）

金澤　　学　（東京医科歯科大学大学院医歯学総合研究科口腔デジタルプロセス学分野）

川西　克弥　（北海道医療大学歯学部総合教育学系臨床教育管理運営分野）

桑野　稔子　（静岡県立大学食品栄養科学部栄養生命科学科）

神山かおる　（農業・食品産業技術総合研究機構食品研究部門 健康・感覚機能グループ）

越野　　寿　（北海道医療大学歯学部咬合再建補綴学分野）

小城　明子　（東京医療保健大学医療保健学部医療栄養学科）
後藤　崇晴　（徳島大学大学院医歯薬学研究部口腔顎顔面補綴学分野）
駒ヶ嶺友梨子（東京医科歯科大学大学院医歯学総合研究科高齢者歯科学分野）
佐藤　秀夫　（鹿児島大学大学院医歯学総合研究科小児歯科学分野）
山王丸靖子　（城西大学薬学部医療栄養学科）
塩澤　光一　（鶴見大学歯学部生理学教室）
志賀　　博　（日本歯科大学生命歯学部歯科補綴学第１講座）
津賀　一弘　（広島大学大学院医系科学研究科先端歯科補綴学研究室）
戸原　　玄　（東京医科歯科大学大学院医歯学総合研究科摂食嚥下リハビリテーション学分野）
豊下　祥史　（北海道医療大学歯学部咬合再建補綴学分野）
豊田　博紀　（大阪大学大学院歯学研究科口腔生理学教室）
中道　敦子　（九州歯科大学歯学部口腔保健学科）
長谷川翔平　（東京医科歯科大学大学院医歯学総合研究科摂食嚥下リハビリテーション学分野）
堀　　一浩　（新潟大学大学院医歯学総合研究科包括歯科補綴学分野）
槙原　絵理　（九州歯科大学顎口腔欠損再構築学分野）
増田　裕次　（松本歯科大学総合歯科医学研究所顎口腔機能制御学部門）
松山　美和　（徳島大学大学院医歯薬学研究部口腔機能管理学分野）
水口　俊介　（東京医科歯科大学大学院医歯学総合研究科高齢者歯科学分野）
森　　隆浩　（広島大学大学院医系科学研究科先端歯科補綴学研究室）
安富　和子　（飯田女子短期大学家政学科家政専攻）
柳沢　幸江　（和洋女子大学家政学部健康栄養学科）
山﨑　要一　（鹿児島大学大学院医歯学総合研究科小児歯科学分野）
山村　健介　（新潟大学大学院医歯学総合研究科口腔生理学分野）
吉田　光由　（藤田医科大学医学部歯科口腔外科学講座）
渡邉　　恵　（徳島大学大学院医歯薬学研究部口腔顎顔面補綴学分野）

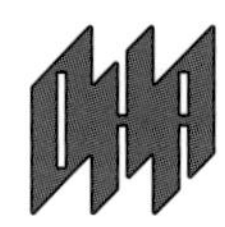

咀嚼の本3 －噛むことの大切さを再認識しよう－

2022年12月23日　第1版・第1刷発行

編　特定非営利活動法人　日本咀嚼学会

発行　一般財団法人　口腔保健協会

〒170-0003　東京都豊島区駒込1-43-9

振替00130-6-9297　Tel 03-3947-8301

Fax 03-3947-8073

http://www.kokuhoken.or.jp/

乱丁・落丁の際はお取り替えいたします.

デザイン・オセロ

印刷・三報社／製本・愛千製本

ISBN978-4-89605-388-3 C3047